世界一やさしい！

おくすり図鑑

監修／千葉大学名誉教授　池上文雄
イラスト／明野みる

新星出版社

はじめに

太古から、人々の暮らしのなかには、痛みや不調を自覚した「病」が常にありました。それは、医師や薬が存在せず、文明を持たない時代にも、同じように人々の悩みとしてだれの心の中にも存在してきたわけです。

過去には、食べて下痢をしたり、高熱が出たりすれば、それを悪魔の仕業にしたかもしれません。その苦しみや恐怖から逃れるために、ひたすら祈り続けるしかありませんでした。その一方で、大自然の草木などを食べ、その経験のなかから食べられるもの、毒になるものを知り、時には痛みをやわらげる草も知り、さまざまな病に効く植物などを見つけていったのです。その知恵は教えとなり、代々伝えられていきました。近代の薬は、医学の進歩によって突然発明されたわけではなく、そのような長い人類の知恵や経験の蓄積が今につながっているというわけです。

本書は、医師の処方を必要としない、「市販薬」と呼ばれる身近な薬をとりあげています。それらは、ある意味で、自己判断で購入するものです。そのため、それぞれの病気とその薬の持つ働きを理解してから使用することがとても大切です。ただし、医師から処方された薬を飲んでいる人は、専門家に相談することをおすすめします。

ご自身が使用する薬剤のことだけでなく、広く病気と薬の関係を理解して、正しい薬の知識の第一歩としてください。

contents

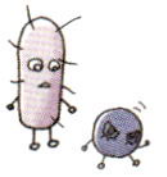

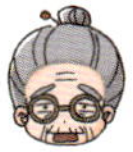

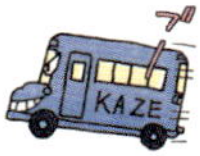

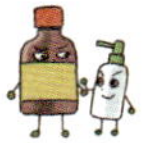

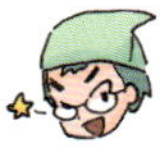

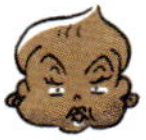

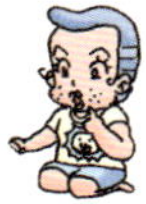

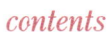

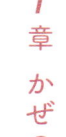

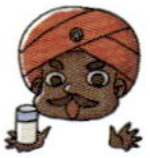

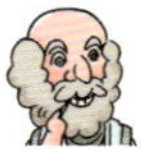

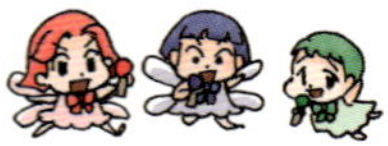

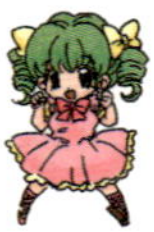

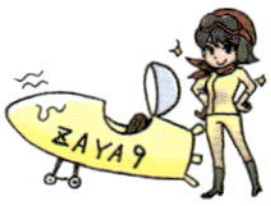
ZAYA9

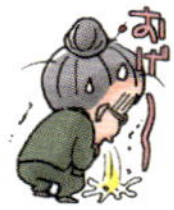

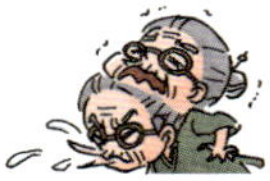

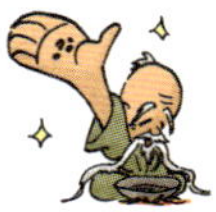

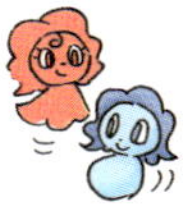

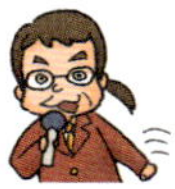

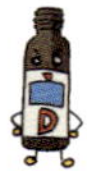

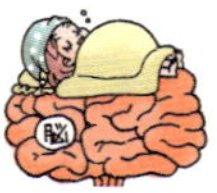

・本書は病気や薬について、一般の人にわかりやすく解説することを目的として編集しています。掲載した市販薬については、それぞれに添付されている注意書きをよく読み、使用されるようにお願いします。また、医師から処方された薬を飲んでいる人や、他にも症状のある人、妊娠中・授乳中の人、高齢の人、小児についてはとくに注意し、薬の購入にあたっては、専門家に相談してください。
・本書の内容は、初版制作時の情報に基づき編集しております。

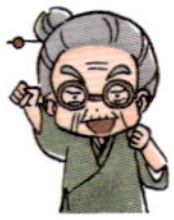

世《よ》苦《く》薬《やく》堂《どう》物語

絵・明野みる

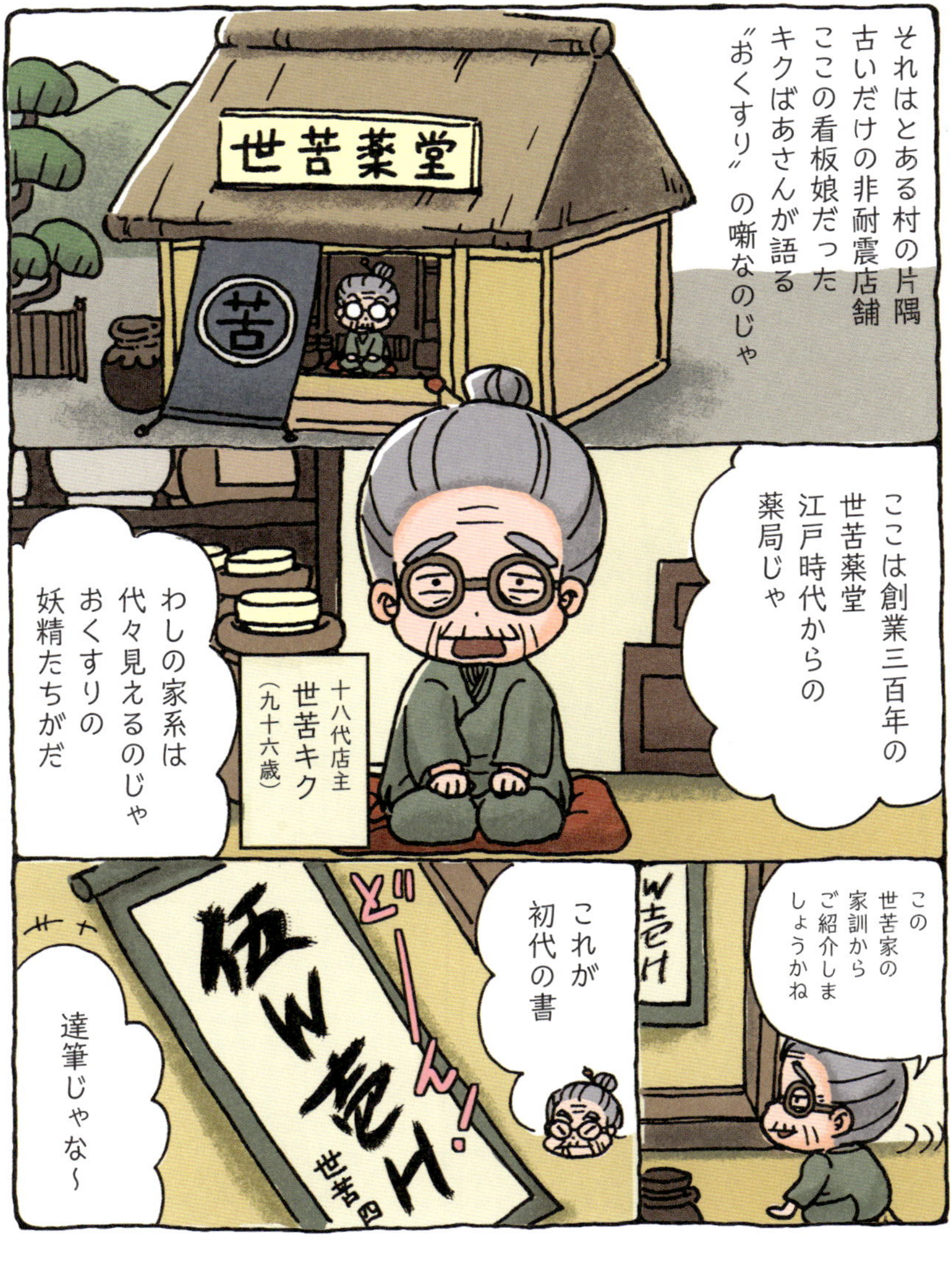

世苦薬堂
苦
それはとある村の片隅
古いだけの非耐震店舗
ここの看板娘だった
キクばあさんが語る
〃おくすり〃の噺なのじゃ
ここは創業三百年の
世苦薬堂
江戸時代からの
薬局じゃ
十八代店主
世苦キク
（九十六歳）
わしの家系は
代々見えるのじゃ
おくすりの
妖精たちがだ
この
世苦家の
家訓から
ご紹介しま
しょうかね
これが
初代の書
どーーん！
世苦四
達筆じゃな～

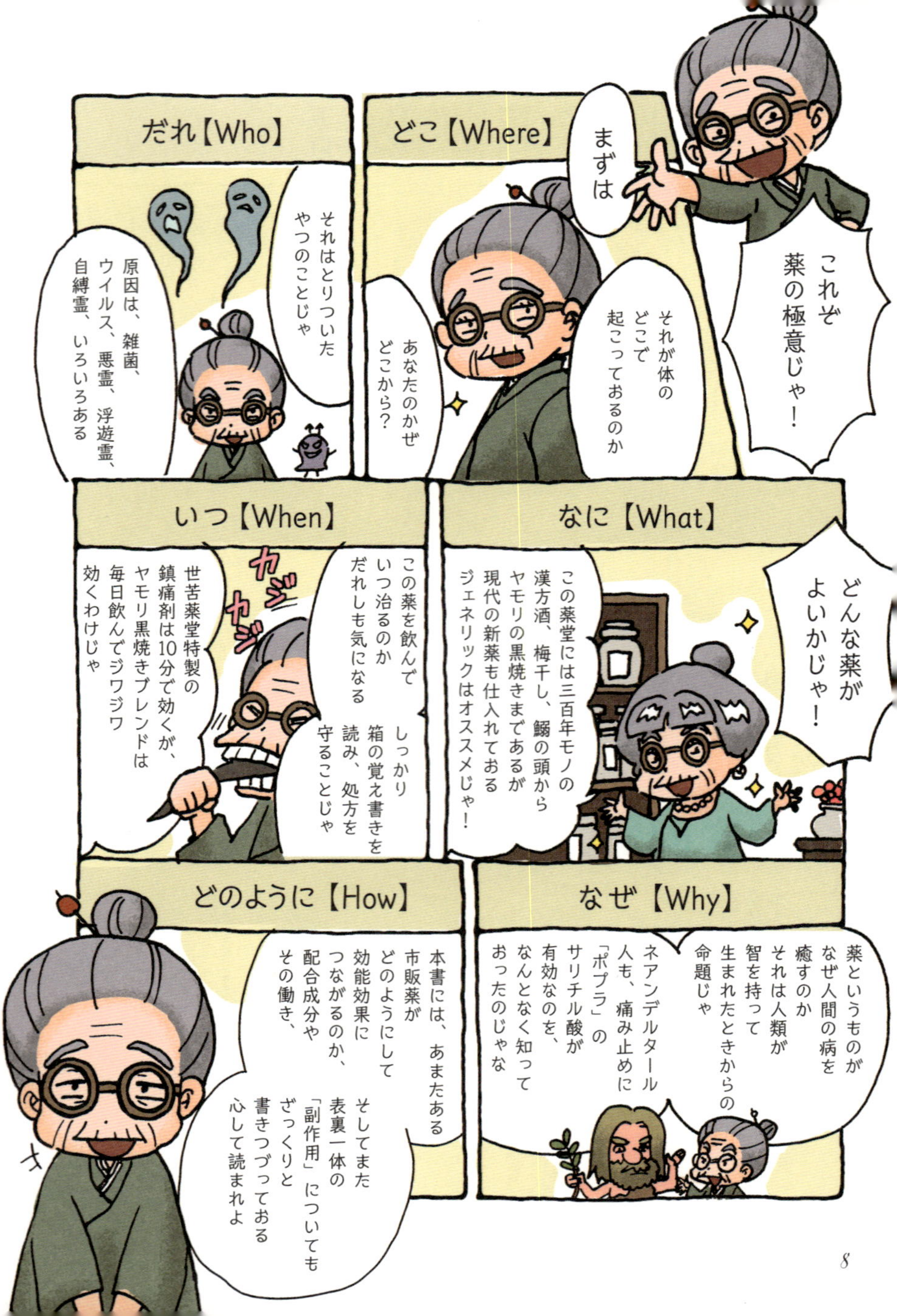

まずは
これぞ薬の極意じゃ！
だれ【Who】
それはとりついたやつのことじゃ
原因は、雑菌、ウイルス、悪霊、浮遊霊、自縛霊、いろいろある
どこ【Where】
それが体のどこで起こっておるのか
あなたのかぜどこから？
いつ【When】
この薬を飲んでいつ治るのかだれしも気になる
しっかり箱の覚え書きを読み、処方を守ることじゃ
カジカジ
世苦薬堂特製の鎮痛剤は10分で効くが、ヤモリ黒焼きブレンドは毎日飲んでジワジワ効くわけじゃ
なに【What】
どんな薬がよいかじゃ！
この薬堂には三百年モノの漢方酒、梅干し、鰯の頭からヤモリの黒焼きまであるが現代の新薬も仕入れておるジェネリックはオススメじゃ！
どのように【How】
本書には、あまたある市販薬がどのようにして効能効果につながるのか、配合成分やその働き、
そしてまた表裏一体の「副作用」についてもざっくりと書きつづっておる心して読まれよ
なぜ【Why】
薬というものがなぜ人間の病を癒すのかそれは人類が智を持って生まれたときからの命題じゃ
ネアンデルタール人も、痛み止めに「ポプラ」のサリチル酸が有効なのを、なんとなく知っておったのじゃな

注意書き

市販薬とお医者さんの薬、どこがポイント？

薬には、病状をやわらげたり改善する力がありますが、それと同時に「副作用」というリスクもあります。市販薬と医師の処方する薬の差は、ここに大きく現れます。

医師は、患者の体質や病状に応じて、薬の種類や量を考えます。その指示を守って薬を使えば、病気も改善されるわけです。早く治すためには、それだけ強い成分を使うこともあります。

薬局で買える薬は、いろいろな人が購入し、同じ薬を家族で使う場合もあるかもしれません。副作用を考えて、だれでも安心して使えるように、効きめを抑えた安全重視の配合になっています。ほかの薬との飲み合わせの心配も少なく、保存期間も長めに設定されています。

市販薬の原則は、「病気の初期症状」のときに使うことです。3日～1週間ほど使っても改善しないときには、医師の診断を受けましょう。そして、購入時には、薬局の薬剤師に相談することも大切です。

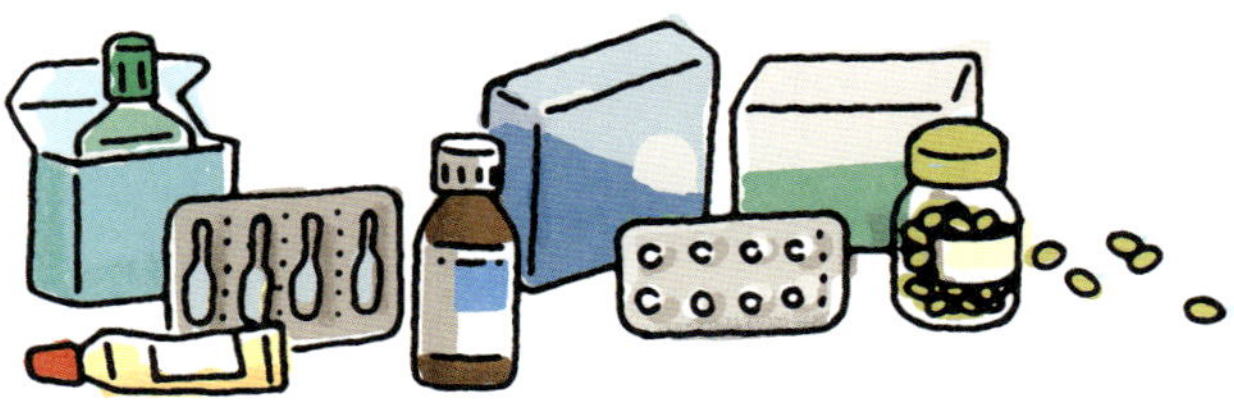

薬の使い方は、なにがポイント？

市販の薬を購入し使い始める前には、必ず次の３つを確認しましょう。「服用量」「服用回数」「服用時間」です。

薬は、体に合わせて適切な量が決められています。特に子どもは、成分を排出する機能が弱いので、必ず量を守りましょう。症状が重いからと自己判断で多く飲んだり、少なくしても薬本来の効果が出ません。また、設定された一日に使う回数は、血液中の濃度を持続させるための量です。

食前、食後の指示も、その薬が有効に働くためのものですから、必ず守りましょう。

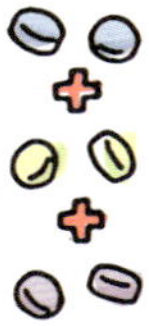

薬の保存のポイントは？

保存のポイントは「光、温度、湿度」。直射日光が当たらず、高温多湿を避けた場所が理想です。

薬の外箱と説明書は、使い切るまでいっしょに保管し、服用のときには確認しましょう。市販薬の多くは、有効期限が6カ月〜3年の間ですから、過ぎたものを使うことがないよう注意しましょう。

毎日の服用管理のために、包装容器から取り出して、ピルケースに移すことがありますが、飲み間違いの事故がないように十分注意しましょう。

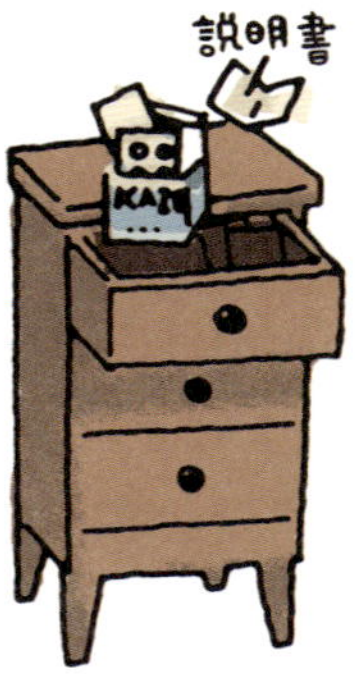

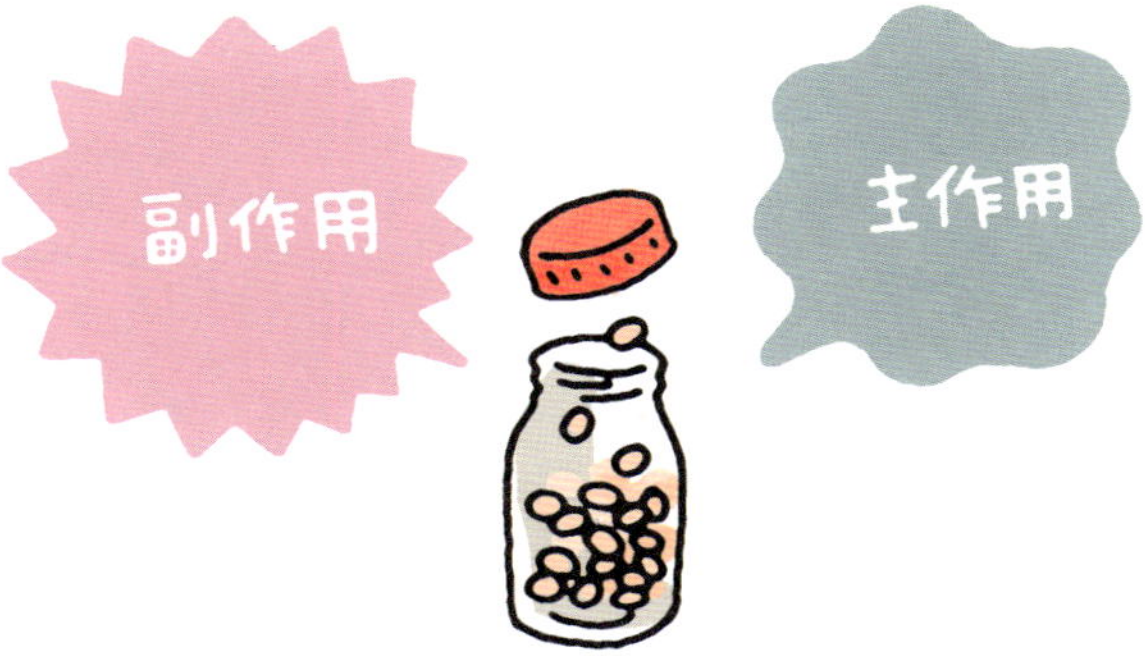

薬の副作用のポイントは？

薬には「主作用」と「副作用」があります。市販薬は、だれもが安心して使えるように、主作用の強いものは配合されていませんが、正しい服用でも、体調や体質によっては副作用が起きることがあります。

「使用上の注意」をよく読んで、自分の症状や体質、病歴などと照らし合わせてから服用しましょう。服用して「不快な症状」があったり、体に変化が起きたら、すみやかに薬剤師や医師に相談しましょう。医師の処方する薬でも、治療のために多少の不快感をともなう場合があります。

アレルギー体質の人、腎臓や肝臓の機能が弱い人、妊娠中の人は、慎重に薬を選ぶ必要があります。特に妊娠初期は、細心の注意が必要です。

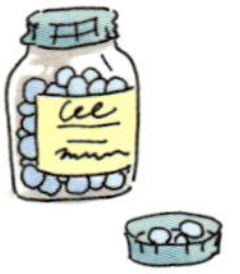

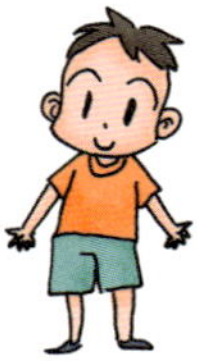

幼児、妊婦、お年寄りのポイントは？

乳幼児や小児は、内臓の分解・排出能力が未発達なので、量や回数を間違えないよう十分注意しましょう。服用中に皮膚に発疹が出たり、顔が青ざめていたりしたら、至急医師の診察を受けてください。

妊娠中は、薬の影響を受けやすい時期といわれています。肝臓、腎臓に大きな負担がかかるので、副作用を起こすことがあります。薬は医師の指示に従って服用しましょう。また授乳時の服用は、乳児の体内にも影響するので、十分な注意が必要です。

高齢者は、肝臓、腎臓の機能が低下しています。成分が効きすぎたり、排泄されず体に蓄積することもあります。また、複数の治療で、多種類の薬を常用することもあります。誤飲誤用がないように、家族が注意して管理することも必要です。

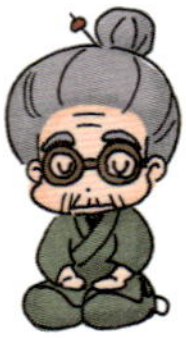

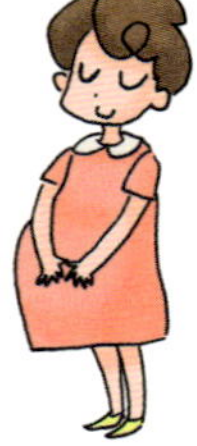

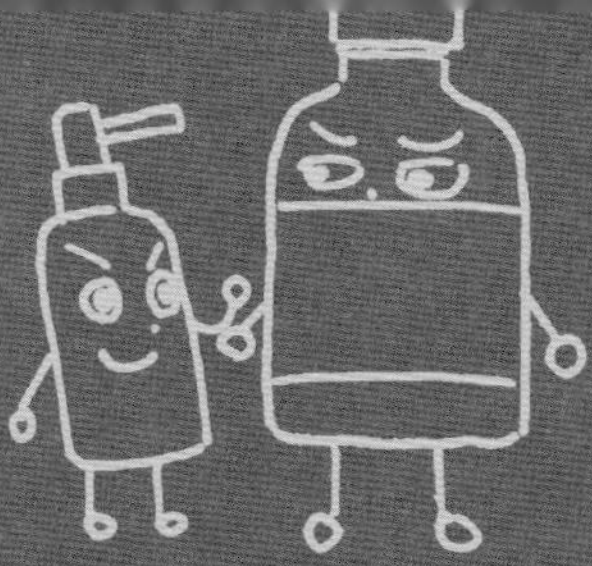

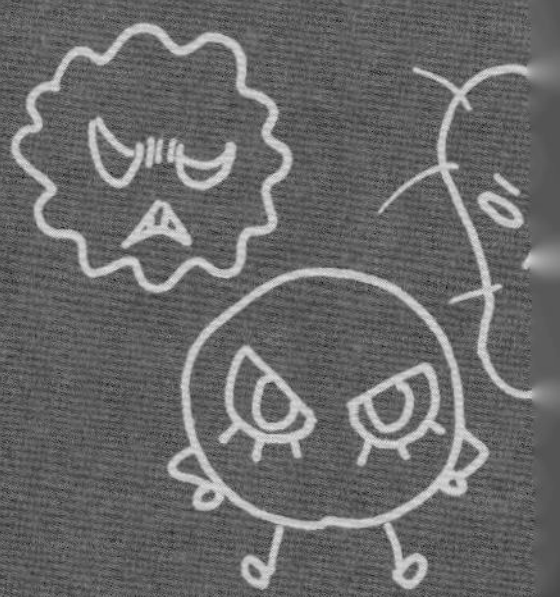

1章 かぜの薬

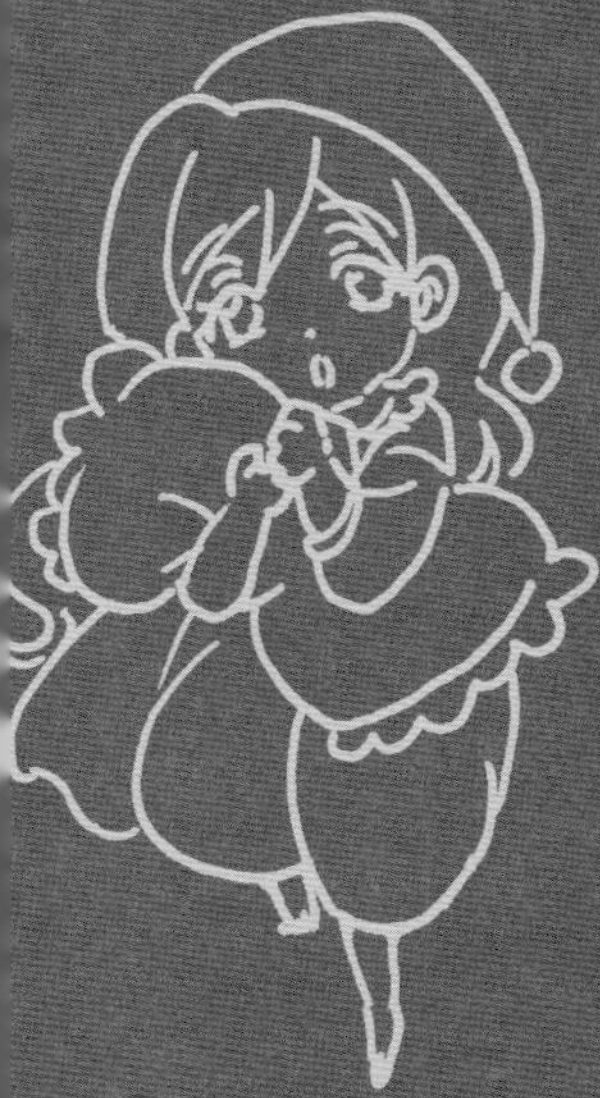

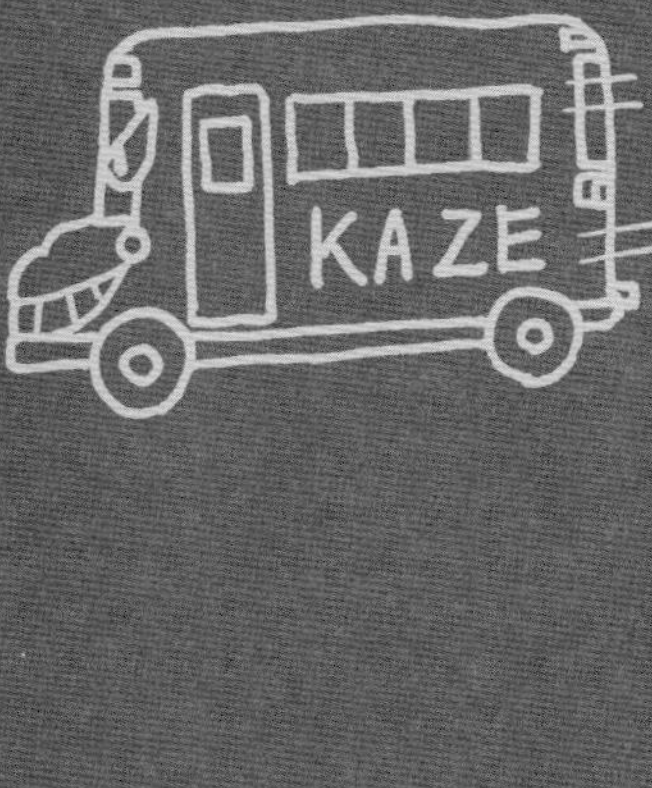

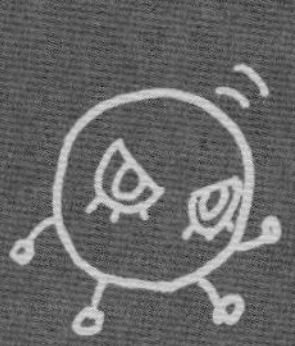

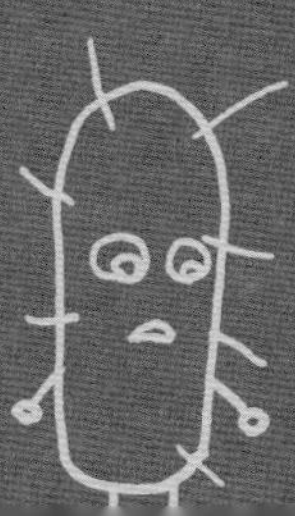

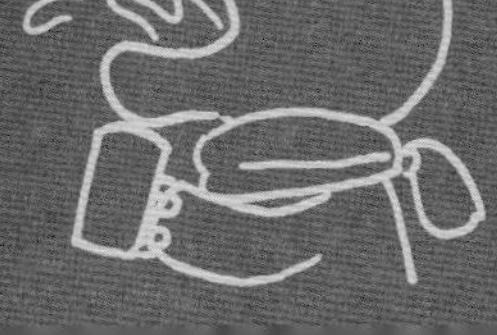

「かぜ」とは…

「かぜ」は、私たちがもっとも多くかかる病気ではないでしょうか？ 気温が下がる冬はもちろん、どの季節でも「かぜ」をひきます。のどが痛い、熱っぽい、頭が重い。そんな症状が現れたら、すぐに「かぜをひいた」と感じるでしょう。

じつは「かぜ」は病名ではありません。ウイルスや細菌によって引き起こされた、くしゃみ、鼻水、鼻づまり、発熱などの症状をまとめて「かぜ症候群」と呼んだもの。「感冒」とも呼ばれます。かぜは急性の炎症なので、通常は1週間ほどで自然に治りますが、こじらせてしまうと気管支炎になったり、消化器系が感染すると胃腸炎を発症したりします。特に免疫力が低下している高齢者の場合は、生命に関わることがあるので、軽くみてはいけません。

かぜの症状と原因

かぜのおもな症状は、くしゃみ、鼻水、鼻づまり、のどの痛み、咳、痰といった、呼吸器系の炎症から始まります。さらに、発熱、頭痛などの痛みや、消化器系の炎症である下痢、吐き気、腹痛なども起こります。かぜの原因はウイルスや細菌で、

インフルエンザはかぜではない

冬に感染するインフルエンザは、かぜによく似た症状を発症しますが、インフルエンザウイルスによって発症する病気です。潜伏期間が短く、40度近い高熱や全身の倦怠感に急に襲われます。症状が重く、場合によっては死に至ることもあるので、すみやかに医療機関を受診し、タミフルやイナビル、リレンザといった専用の薬を処方してもらって治療しましょう。市販の一般薬では対応できません。

＊インフルエンザはA型、B型、C型があり、なかでも強力なのがA型です。A型は突然変異を起こしやすいため、毎年違った特徴を持ったウイルスが流行します。インフルエンザの予防のために、毎年ワクチン接種をするという考え方も浸透しています。

その種類は大変多く、鼻炎を起こすライノウイルスやコロナウイルス、咽頭炎を起こすアデノウイルスなどが知られています。

回復の近道は安静にすること

かぜを早く治すには、温かくして安静にし、栄養をしっかりとることがポイントです。身体がぞくぞくするときや熱がある場合は、入浴はやめましょう。発熱した場合は脱水症状に注意し、水分補給を忘れずに。そして、市販薬を飲んで早めに休みます。

ウイルスと細菌

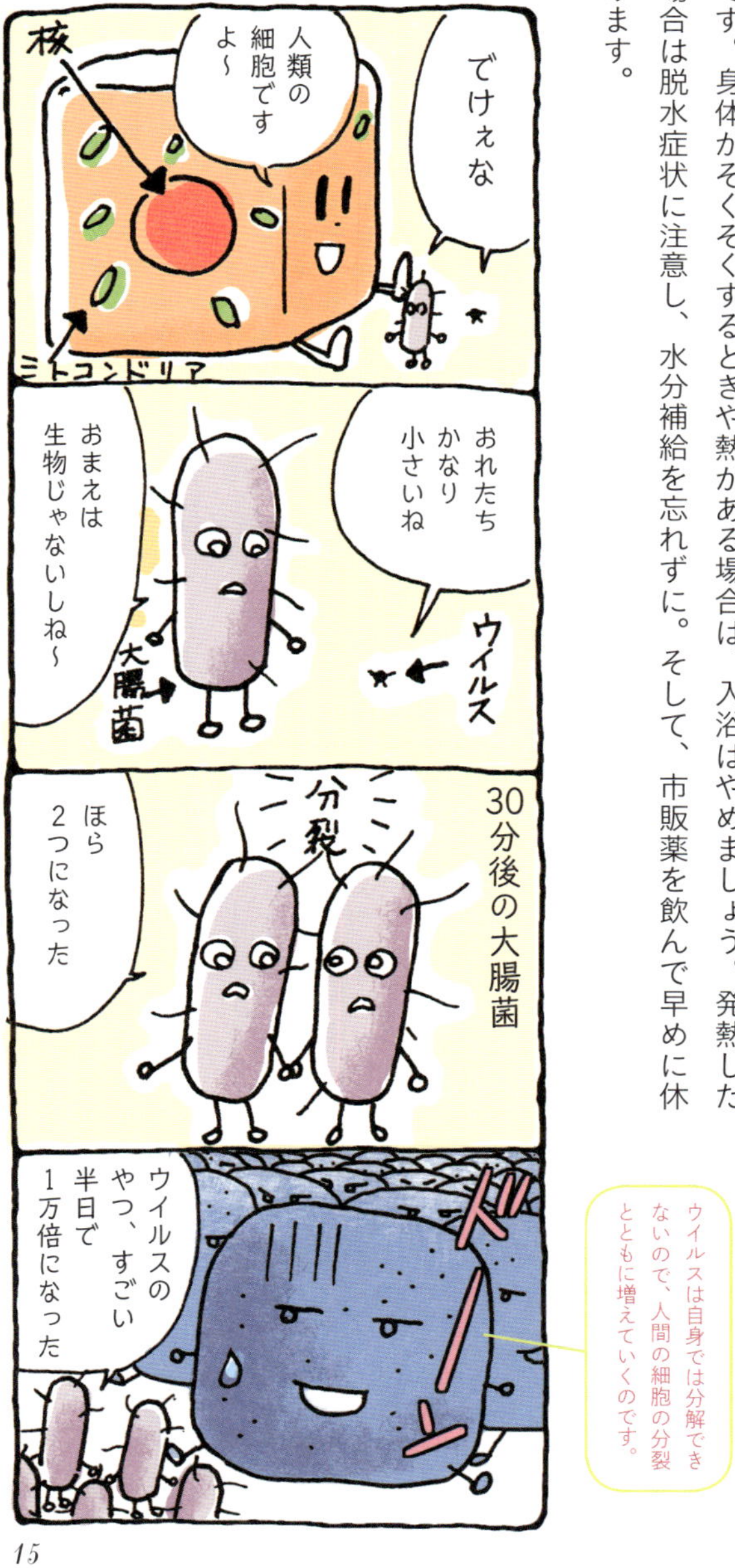
でけぇな
人類の細胞ですよ～
核
ミトコンドリア
おれたちかなり小さいね
おまえは生物じゃないしね～
ウイルス
大腸菌
30分後の大腸菌
分裂
ほら2つになった
ドーン
ウイルスのやつ、すごい半日で1万倍になった
ウイルスは自身では分解できないので、人間の細胞の分裂とともに増えていくのです。

どんな薬がよいの？

たくさんあるかぜ薬のなかから薬を選ぶには、まず自分の症状を確認することが重要です。

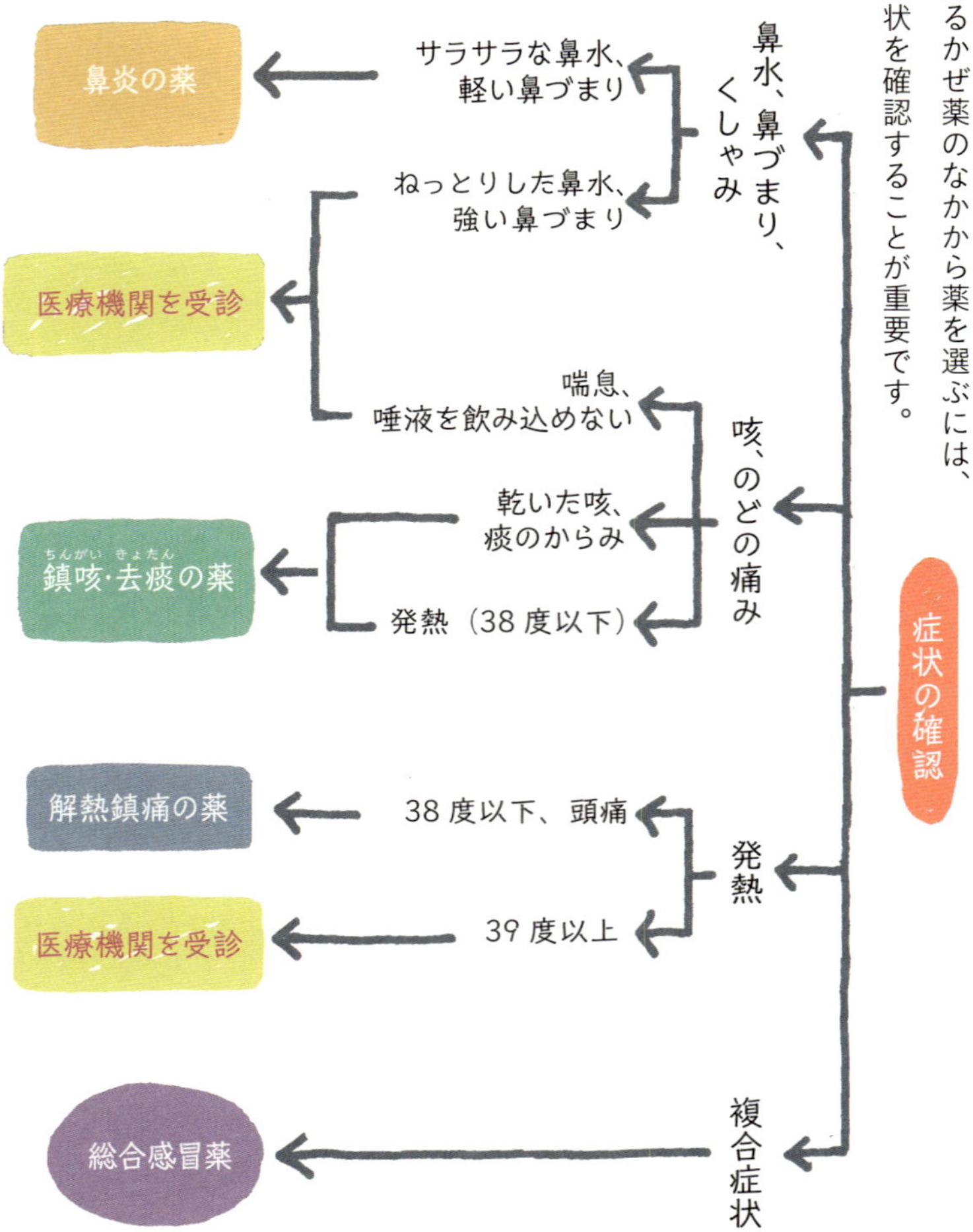
症状の確認
鼻水、鼻づまり、くしゃみ
サラサラな鼻水、軽い鼻づまり
鼻炎の薬
ねっとりした鼻水、強い鼻づまり
医療機関を受診
咳、のどの痛み
喘息、唾液を飲み込めない
乾いた咳、痰のからみ
発熱（38度以下）
鎮咳《ちんがい》・去痰《きょたん》の薬
発熱
38度以下、頭痛
解熱鎮痛の薬
39度以上
医療機関を受診
複合症状
総合感冒薬

ただし、妊娠中や高齢者の場合、慢性の呼吸器疾患や心疾患、糖尿病などで通院中の場合は、自己判断で薬を服用せず、医療機関を受診しましょう。また、ほかに飲んでいる薬があるか、アレルギーの有無、車や機械などの操作を行う仕事かなど、配慮が必要な項目があるので、薬剤師に相談のうえ選択しましょう。

薬の主要成分

かぜの諸症状に対応する薬には、次のような成分が含まれています。

●解熱鎮痛成分　熱を下げ、頭痛やのどの痛みをやわらげる作用があります。アセトアミノフェン、アスピリン、エテンザミド、サリチルアミド、イブプロフェン、イソプロピルアンチピリンといった成分が使われています。アセトアミノフェンは小児や高齢者に向いています。ただし、副作用として、肝障害や発熱、倦怠感などが現れる場合があります。

●抗炎症成分　のどや鼻粘膜のはれを鎮め、鼻水を分解したり痰を出しやすくしたりする作用があります。リゾチーム塩酸塩、ブロメラインやトラネキサム酸といった成分が使われています。

●鎮咳《ちんがい》成分　ジヒドロコデインリン酸塩やデキストロメトルファン、ノスカピン、ジメモルファンリン酸塩といった成分には脳の中枢に働いて咳を鎮める作用があります（中枢性鎮咳成分）。また、dl－メチルエフェドリン塩酸塩には気管支を広げて咳や痰を鎮める作用があります（末梢性鎮咳成分）。中枢性麻薬性鎮咳成分には、排尿障害や吐き気などの副作用が出ることがあります。

●去痰《きょたん》成分　気道の粘膜についた痰を出しやすくする作用があります。ブロムヘキシン塩酸塩やグアイフェネシン、グアヤコールスルホン酸カリウムといった成分が使われています。

●抗ヒスタミン成分　炎症を起こすヒスタミンが鼻粘膜にくっつくのを阻害し、炎症を鎮静させて、くしゃみや鼻水を抑える作用があります。ジフェンヒドラミン塩酸塩、ジフェニルピラリン塩酸塩、クロルフェニラミンマレイン酸塩、トリプロリジン塩酸塩といった第一世代抗ヒスタミン成分と、メキタジン、ヘキソフェナジン塩酸塩といった第二世代があります。第一世代は眠気をともなうのが特徴ですが、第二世代では第一世代に比べて眠くなりにくいという特徴があります（p108参照）。

●抗分泌成分　鼻水の分泌を抑えるための成分です。抗コリン作用のあるベラドンナエキスやヨウ化イソプロパミドなどが使われます。ただし、緑内障や前立腺肥大などの症状がある場合は使用に注意が必要なので、専門家のアドバイスを受けましょう。

●ビタミン成分　消費したビタミンB_1やB_2を補給して、体力の回復をはかります。また、かぜの初期に有効なビタミンCや抗酸化作用があるヘスペリジンも含まれます。

2～3日ほど薬を服用しても症状が改善しない、あるいは悪化した場合、または、新たな症状が現れた場合は服用を止め、すみやかに医療機関を受診しましょう。

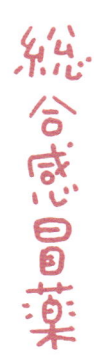

総合感冒薬

複数の症状には総合感冒薬を

鼻水が出て、のども痛いし、熱っぽくて体もだるい……こんなふうに、かぜの症状が複数現れたときに飲むのが、総合感冒薬です。一般的に、かぜの初期症状や軽い症状の場合に用いられ、1週間ほど服用するうちに症状がよくなります。

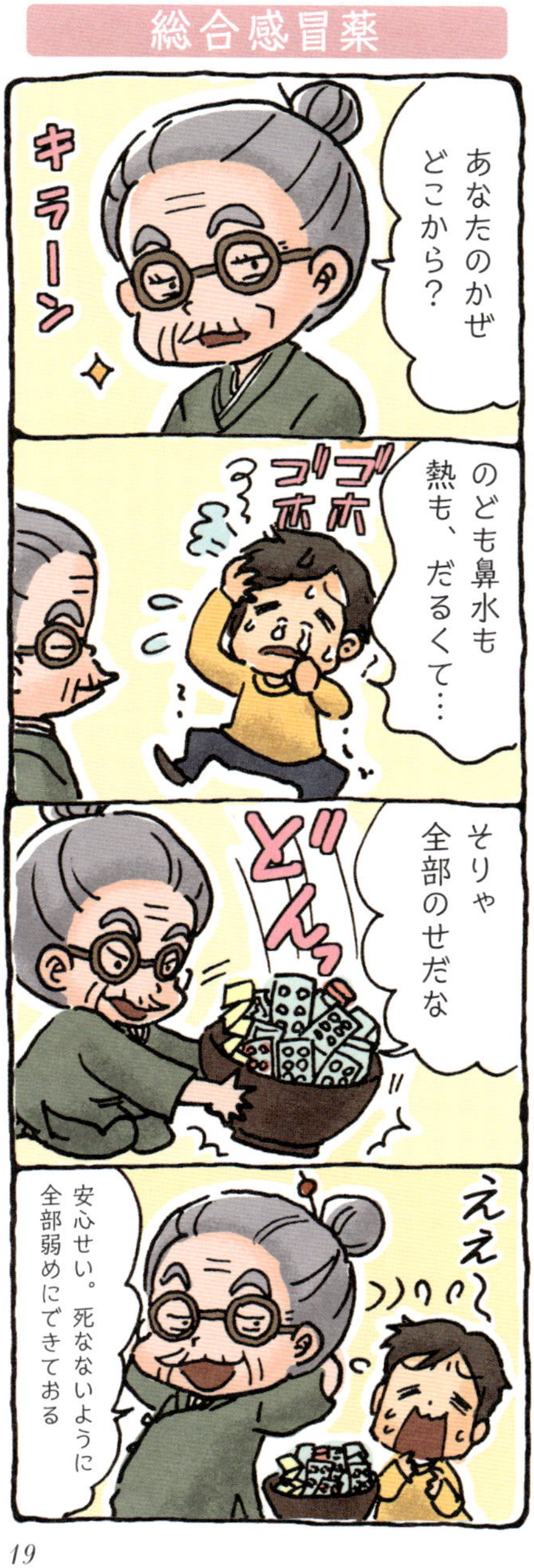

総合感冒薬
あなたのかぜ どこから?
キラーン
のども鼻水も 熱も、だるくて…
ゴホゴホ
そりゃ 全部のせだな
どんっ
安心せい。死なないように 全部弱めにできておる
ええ〜

総合感冒薬は、発熱や痛みに効く解熱鎮痛成分、咳を鎮める鎮咳成分、痰を切る去痰成分、くしゃみや鼻水を抑える抗ヒスタミン成分を配合してあるのが基本的な組成です。成分同士がぶつかり合わず、いろいろな症状にまんべんなく効くように設計してあるので、どちらかといえばおだやかな薬だといえます。

原則として、妊娠中は総合感冒薬の使用を控え、医師に相談しましょう。授乳中はアスピリンやカフェインが入った薬を避けるか、薬の服用期間は授乳を控えます。小児はアセトアミノフェン配合の小児用の感冒薬を選びましょう。喘息やアレルギーの既往症がある場合や、65歳以上の高齢者は薬剤師とよく相談して薬を選ぶか、医師の診察を受けましょう。

どんな薬がよいの？

解熱鎮痛成分には**アセトアミノフェン**、**イブプロフェン**、**アスピリン**、**エテンザミド**といった耳馴染みのある成分を含むものが多種類あります。アセトアミノフェンは小児と高齢者むけですが、アスピリンは小児には使用してはいけません。

抗炎症成分は、のどのはれを鎮めたり、痰を出しやすくします。**リゾチーム塩酸塩**はアレルギー体質の人は注意が必要で、特に卵アレルギーのある人は使用禁止です。**トラネキサム酸**は扁桃炎などにも有効です。

鎮咳去痰成分は脳に作用して咳を鎮めたり、痰を出しやすくしたりします。**ジヒ**

かぜの諸症状（熱、のどの痛み、鼻水、咳）に

イブプロフェン

コルゲンコーワIB錠TX【興和】トラネキサム酸、イブプロフェン、さらにその働きを高める無水カフェインなどを配合

新コンタックかぜEX【グラクソ】

パブロンエース錠【大正】飲みやすい小型のフィルムコーティング錠

ルルアタックEX【第一三共】トラネキサム酸、イブプロフェン配合

ストナアイビージェル【佐藤】イブプロフェンを初めて液体カプセルに配合

アセトアミノフェン

カイゲン感冒カプセル「プラス」【カイゲン】

ジキニンC【全薬工業】カンゾウエキス配合

新ジキナエースDX【富士】

ドロコデインリン酸塩は麻薬性の鎮咳成分なので、過剰摂取や副作用に注意しましょう（p22参照）。

炎症関連物質のヒスタミンを抑える抗ヒスタミン成分は、鼻の症状を抑えます。**ジフェンヒドラミン塩酸塩**や**クロルフェニラミンマレイン酸塩**のように、即効性があるけれど持続性が短いものや眠気を生じやすいものがあります。一方で、**ケトチフェンフマル酸塩**や**メキタジン**のように、眠気は弱く、作用時間が長いものもあるので、選択のポイントになりそうです。

また、解熱鎮痛成分による胃腸障害を軽減し、胃粘膜を保護するため、**ケイ酸アルミニウム**などの制酸成分を加えているものもあります。さらに、体力の消耗で失われた栄養を補給するためのビタミン成分、頭痛や眠気を予防する**カフェイン**を配合しているものや、**カンゾウ**や**ケイヒ**、**ジリュウ**などの生薬成分を組み合わせたものなどもあります。

漢方薬も総合感冒薬として使用されています。ひきはじめには葛根湯《かっこんとう》や小青竜《しょうせいりゅう》湯《とう》、少し長引いたら柴胡桂枝湯《さいこけいしとう》、こじらせたら補中益気湯《ほちゅうえっきとう》というように、漢方薬は症状に合わせて細かく分かれているので、適切な薬を専門家にアドバイスしてもらいましょう。

副作用

解熱鎮痛成分には胃の不快感や発疹、かゆみなどの副作用が現れる場合があります。また、抗ヒスタミン成分では眠気のほか、吐き気、排尿障害が起こる場合があります。

漢方配合薬

葛根湯

カコナール2【第一三共】ひきはじめのかぜに効く葛根湯濃縮液配合

改源葛根湯液【カイゲン】かぜのひきはじめの症状に

鎮《ちん》咳《がい》・去《きょ》痰《たん》薬《やく》

脳に働きかけて咳を鎮める

咳はのどの奥の気道にある異物を取り除こうとして起こる、身体の反応です。のどや気管、気管支などが刺激されると、その刺激が脳の延髄《えんずい》にある咳中枢に伝わり、そこから筋肉へ伝わって気管支が痙攣《けいれん》し、咳が出るのです。つまり、咳を止めるためには、脳の咳中枢を鎮めることが必要です。

のどは常に粘液でうるおっていますが、気道の粘膜に細菌やほこりなどがつくと、粘液と混ざってかたまりになります。これが痰です。この異物を身体の外に出しやすくするのが、去痰薬です。かたまった粘液をサラサラにしたり、のどの粘液を増やしたりして、痰を出しやすくします。

どんな薬がよいの？

脳に作用する中枢性鎮咳成分には、**コデインリン酸塩**や**ジヒドロコデインリン酸塩**のように麻薬性のものと、**デキストロメトルファン**や**ノスカピン**のように非麻薬性のものがあります。医薬用の麻薬といえばモルヒネを想像しますが、**コデイン**や**ジヒドロコデイン**の作用はモルヒネよりも弱く、依存性もほとんどありませんが、

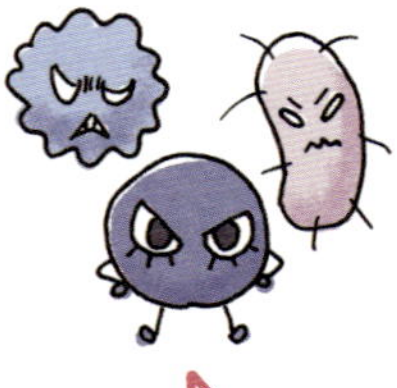

ウイルスさん

かぜは、インフルエンザだけでなく、ライノ、ヘルペス、パラインフルエンザ、コロナ、アデノなど複数のウイルスに感染していることが多い。

咳・痰のみ

麻薬性鎮咳成分配合

ベンザブロックせき止め液【武田】

ジージーコデイン液【日邦】

非麻薬性鎮咳成分配合

新コンタックせき止めダブル持続性【グラクソ】ジプロフィリン配合

殺菌成分配合

浅田飴せきどめ【浅田飴】dl-メチルエフェドリン塩酸塩など3種の有効成分配合

痰のからみに

去痰成分のみ配合

ストナ去たんカプセル【佐藤】

かぜの症状をともなう咳・痰に

麻薬性鎮咳成分配合

龍角散せき止め錠【龍角散】

麻薬性鎮咳成分未配合

アスゲン散EX【日邦】マオウ乾燥エキス配合

ウイルスの団体さん

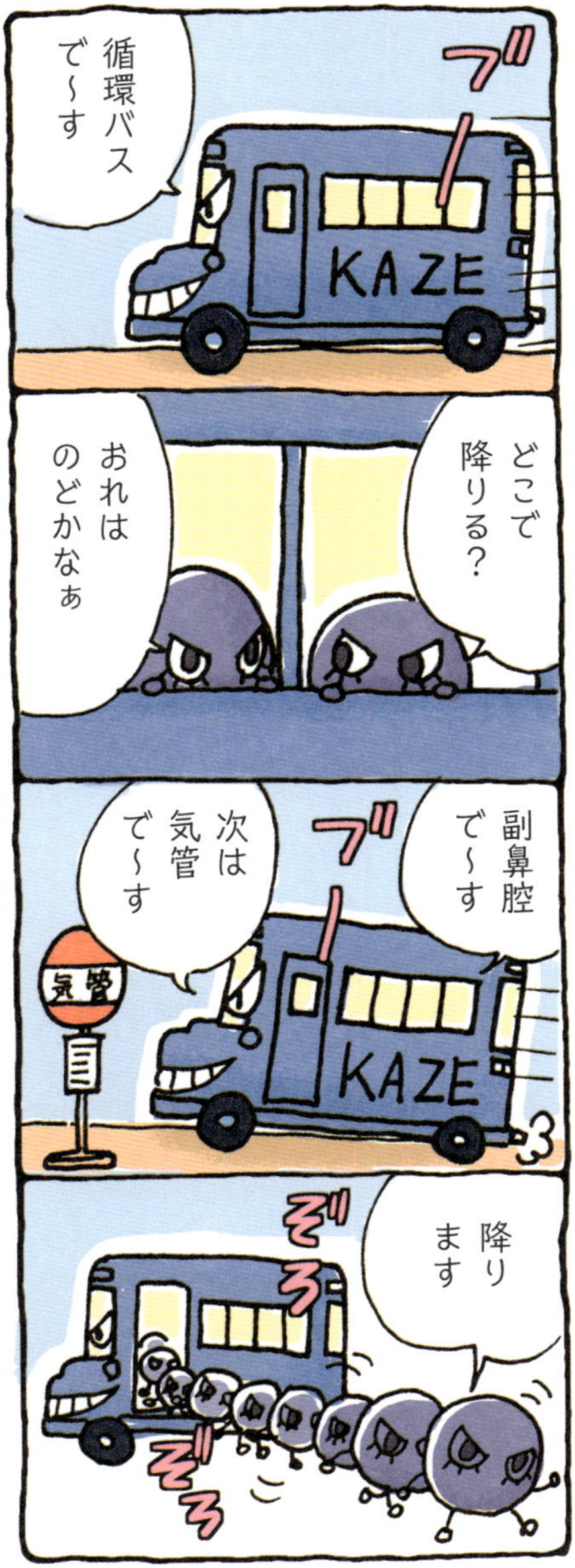
ブー
KAZE
循環バスで〜す
どこで降りる？
おれはのどかなぁ
ブー
副鼻腔で〜す
次は気管で〜す
気管
KAZE
降ります
ぞろ
ぞろ

過剰摂取や長期の連用は避けましょう。

気道を広げて刺激をやわらげる末梢性鎮咳成分には、**テオフィリン**や**ジプロフィリン**、**dl-メチルエフェドリン塩酸塩**などがあります。

去痰成分には、かたまった粘液を溶かす成分の**ブロムヘキシン塩酸塩**、粘膜を修復する成分の**L-カルボシステイン**、粘液の分泌を促進する**アンブロキソール塩酸塩**などが使われています。

副作用

中枢性鎮咳成分には皮膚に赤みやかゆみが出たり、便秘や呼吸抑制が起こる場合があります。また、テオフィリンやブロムヘキシン塩酸塩などの成分により、吐き気やむかつきなどの胃腸障害が現れることもあります。

鼻炎薬

鼻の諸症状には抗ヒスタミン成分

くしゃみ、鼻水、鼻づまりは、かぜの初期に現れる症状です。発熱などのほかの症状がないなら、鼻炎用の薬を服用し、症状をやわらげることをおすすめします。

体内にウイルスや細菌などが侵入すると、身体を守るためにヒスタミンという物質が放出されます。しかし、何かの原因でヒスタミンが過剰になると炎症が起き、それがくしゃみや鼻水などの症状となって現れるのです。症状を抑えるためには、抗ヒスタミン成分が効きます。抗ヒスタミン成分は鼻炎をはじめ、感冒、皮膚炎、虫さされ、眼科用、乗り物酔いなど、たくさんの種類の薬に配合されています。抗ヒスタミン成分には眠気を催すという副作用を持つものもあるので、車の運転や高所での作業などを行う場合は服用を避けるか、抗ヒスタミン成分を含まない鼻炎薬を選びましょう。

鼻炎薬には内服薬と点鼻《てんび》薬があります。点鼻薬は薬剤を鼻に直接噴霧するので、吸収効率がよいのが特徴。しかし、用量をオーバーしやすく、副作用が心配されますので、適切な量を使用しましょう。また、即効性はありませんが、漢方薬による

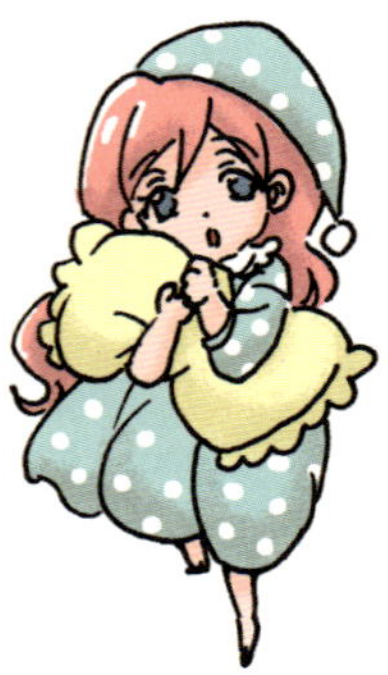

抗ヒスタミンちゃん
眠くなるのが欠点ですが、かゆいところや鼻水をなんとかしてくれるので、手放せない成分。

内服
- ベンザブロックSプラス【武田】
- プレコール持続性鼻炎カプセルLX【第一三共】
- コルゲンコーワ鼻炎持続カプセル【興和】
- パブロン鼻炎カプセルSα【大正】
- 鼻炎薬A「クニヒロ」【皇漢堂】
- ストナジェルサイナスS【佐藤】
- 新コンタック600プラス【グラクソ】
- 新エスタックイブエース【エスエス】
- ツムラ漢方葛根湯加川芎辛夷エキス顆粒【ツムラ】

治療も注目されています。体質改善により症状の緩和が期待できます。

どんな薬がよいの？

ジフェニルピラリン塩酸塩や**クロルフェニラミンマレイン酸塩**、**ケトチフェンフマル酸塩**などの抗ヒスタミン成分のほか、鼻の通りをよくする**フェニレフリン塩酸塩**などの血管収縮成分が配合されています。さらに、抗アレルギー成分、抗炎症成分などを組み合わせてあります。

点鼻薬

ベンザ鼻炎スプレー【武田】鼻づまり・鼻水を早めに抑えたい人に

パブロン点鼻クイック【大正】ケトチフェンフマル酸塩など配合

ナザール「スプレー」【佐藤】クロルフェニラミンマレイン酸塩など配合

抗ヒスタミンちゃん

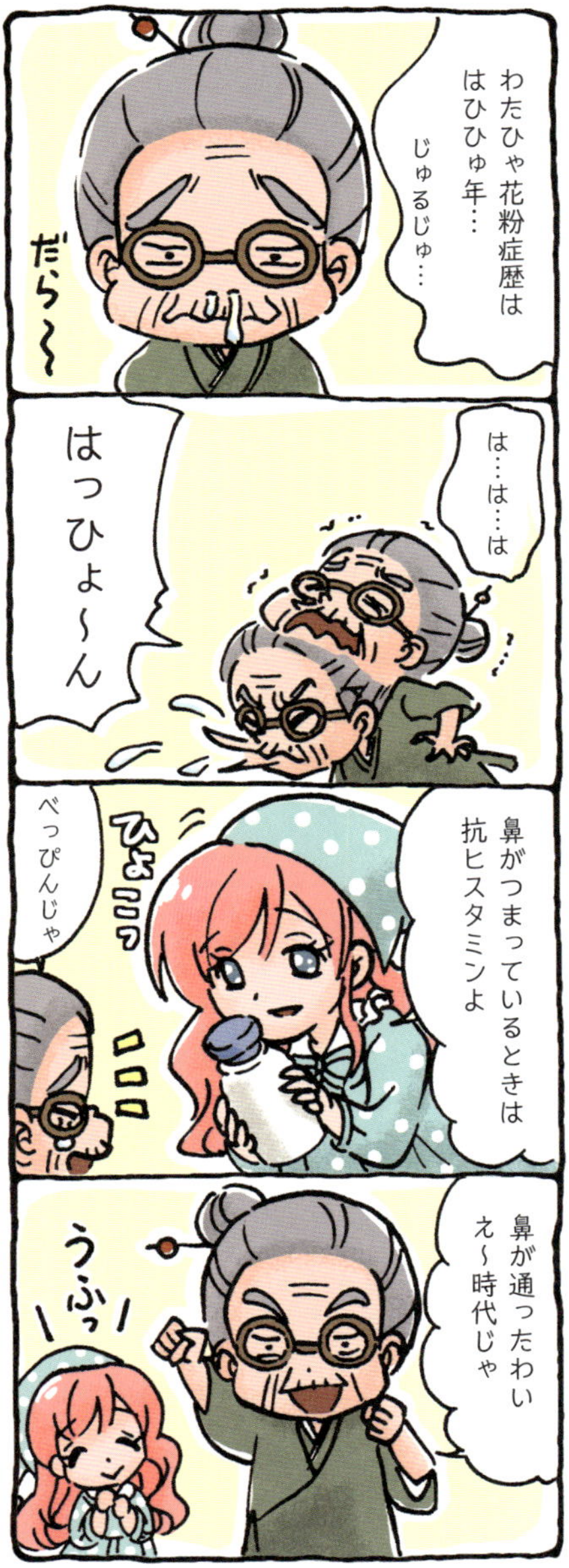
わたひゃ花粉症歴は はひひゅ年…
じゅるじゅ…
だら〜
は…は…は
はっひょ〜ん
鼻がつまっているときは 抗ヒスタミンよ
べっぴんじゃ
ひょこっ
鼻が通ったわい え〜時代じゃ
うふっ

のどの薬・うがい薬

トローチやスプレーで、のどに直接アタック

のどに細菌が侵入したことにより、痛みやはれ、声がれや不快感がある場合には、殺菌消毒成分や抗炎症成分を配合したトローチやスプレーが有効です。

トローチには細菌を殺す成分が入っているので、過剰にとりすぎると善い菌まで殺してしまうことになります。すると細菌バランスが崩れ、別の菌が増殖することも考えられるのです。甘くてなめやすいため、ついついいくつも使ってしまいがちですが、用量や用法が決められていますので、必ず守りましょう。

トローチは口の中の粘膜から成分を吸収します。口の中でゆっくりと溶かして服用しましょう。噛み砕いて飲み込んでしまうと、せっかくの成分が留まりません。

うがい薬は口の中を清潔に保つ作用があり、予防効果もあります。殺菌消毒成分だけのもの、抗炎症成分だけのもの、そして両方の成分を合わせたものがあります。

どんな薬がよいの？

トローチやのど飴には、痛みやはれを抑える**リゾチーム塩酸塩**や**グリチルリチン酸二カリウム**、**トラネキサム酸**などの抗炎症成分と、殺菌消毒成分の**クロルヘキシ**

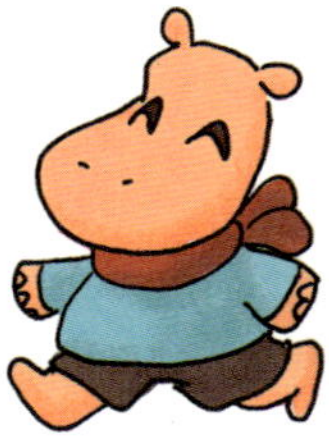

かばくん
うがい薬のキャラとして長年愛されたが、大人の事情でいろいろな経験をした。

うがい薬

抗炎症成分配合

浅田飴AZうがい薬【浅田飴】

パブロンうがい薬AZ【大正】

殺菌消毒成分配合

明治うがい薬【Meiji】

殺菌消毒成分、抗炎症成分配合

アルペンうがい【ライオン】

スプレー

殺菌消毒成分配合

のどぬ〜るスプレークリアミント【小林製薬】

浅田飴のどクールスプレー【浅田飴】

トローチ・のど飴

殺菌消毒成分、抗炎症成分配合

ピロチームSトローチ【日邦】

殺菌消毒成分配合

ヴイックス メディケイテッド ドロップ【大正】

ジン塩酸塩や塩化セチルピリジニウムなどを配合し、さらにキキョウやカンゾウ、カモミールといった生薬や植物エキスなどを加えてあるものもあります。

殺菌消毒成分ポビドンヨードが主成分のうがい薬は、細菌やウイルスの増殖を抑制します。予防用のうがい薬にはクロルヘキシジン塩酸塩や塩化セチルピリジニウムの殺菌成分や、清涼感のあるℓ-メントールも使われます。スプレータイプは成分が患部に直接届くのが特徴です。

副作用

ヨウ素成分には、じんましんやむくみ、呼吸困難などのアナフィラキシーショックに似た症状を起こす場合があります。その際は直ちに使用を止め、医療機関を受診してください。

ヨーチンくん

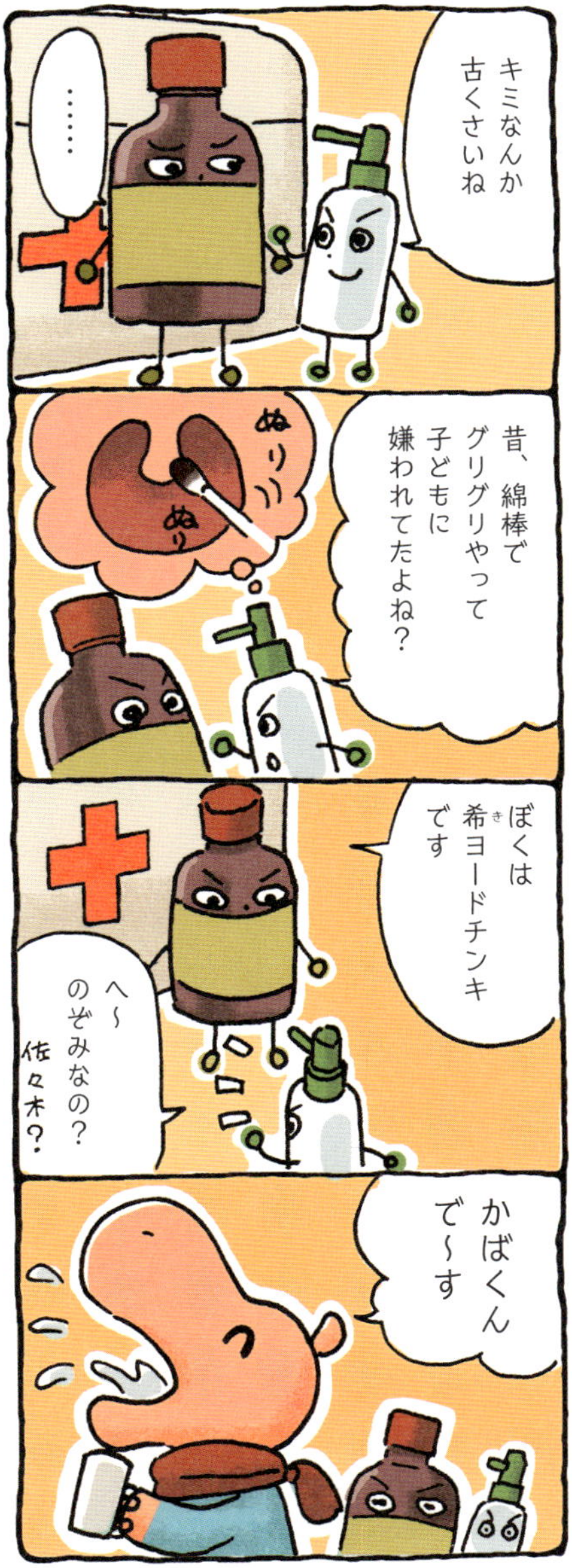
キミなんか古くさいね
……
昔、綿棒でグリグリやって子どもに嫌われてたよね？
ぬり
ぬり
ぼくは希《き》ヨードチンキです
へ〜のぞみなの？
佐々木？
かばくんで〜す

＊ヨードチンキはヨウ素とヨウ化カリウムをアルコールに溶かしたもの。うがい薬に含まれるポビドンヨードは水溶性の殺菌消毒ヨウ素剤。

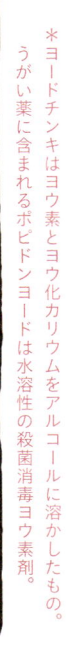

薬が効くしくみ

一般的な飲み薬の場合、まず胃で溶け始め、そのあと小腸で吸収されます。いったん肝臓へと運ばれてから、血管を通って全身を流れますが、トラブルを起こしている部位で効果を発揮します。その後は、時間とともに肝臓で分解され、腎臓から尿として排泄されます。

薬を胃までしっかりと流し込むために、コップ1杯ほどの水といっしょに飲むのは、意味があることです。うまく飲み込めず食道にひっかかってしまうと、その部分が薬の刺激で炎症を起こす場合もありますので注意しましょう。

どの薬にも、それぞれ用法（食前、食後などの服用タイミング）と用量（1回あたりの服用量）が定められています。薬の成分が体に効くようにするには、ちょうどよい血中濃度（血液に溶けている薬の濃度）にする必要があります。そのため、服用する人の年齢や体重、飲み合わせているほかの薬などの用法・用量を守ることによって、有効性や安全性が保たれます。

自分の判断で、量を加減したり、時間を守らずに飲んだりすると、その薬の効果が得られないだけでなく、副作用を引き起こすこともあります。

薬は、その成分の効果だけではなく、正しい服用の方法を守ることで、症状の改善や痛みを抑えることができるのです。

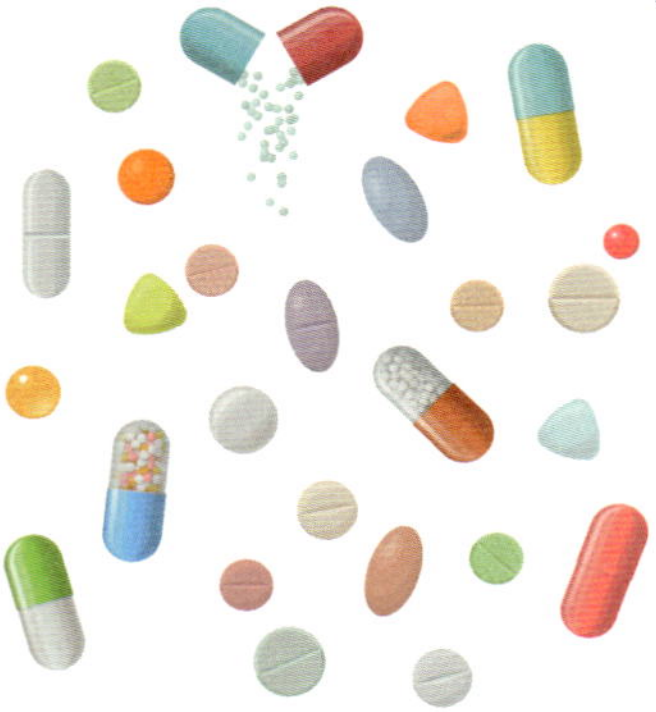

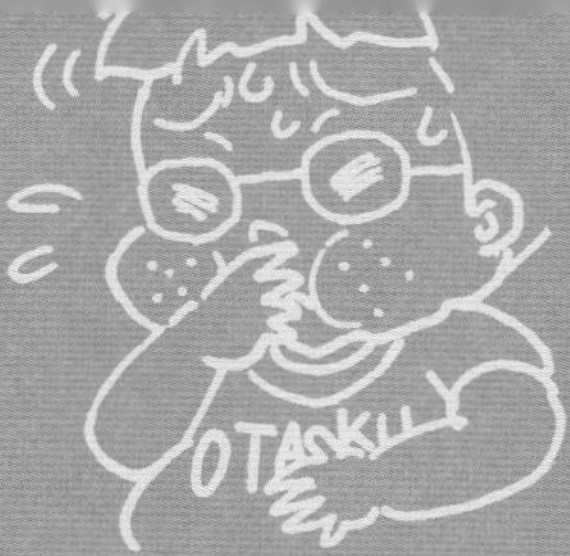

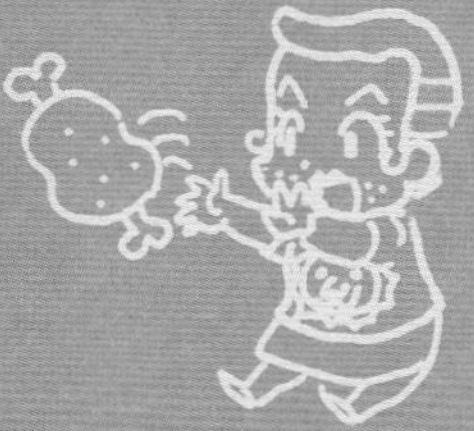

2章 胃や腸の薬

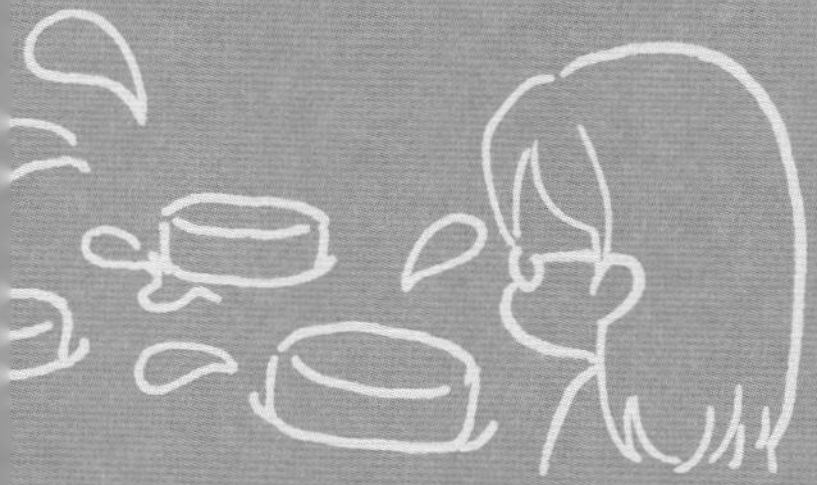

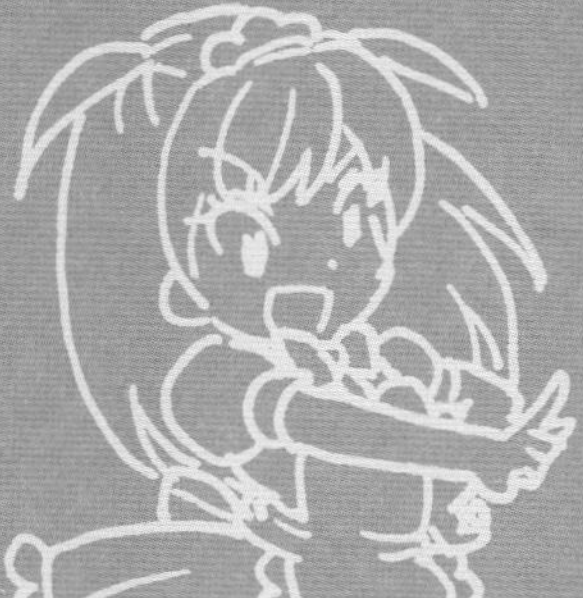

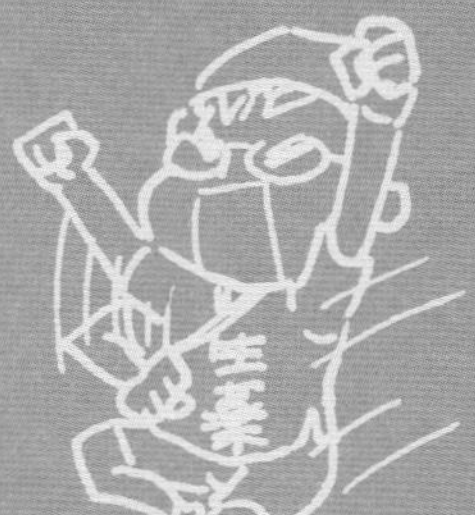

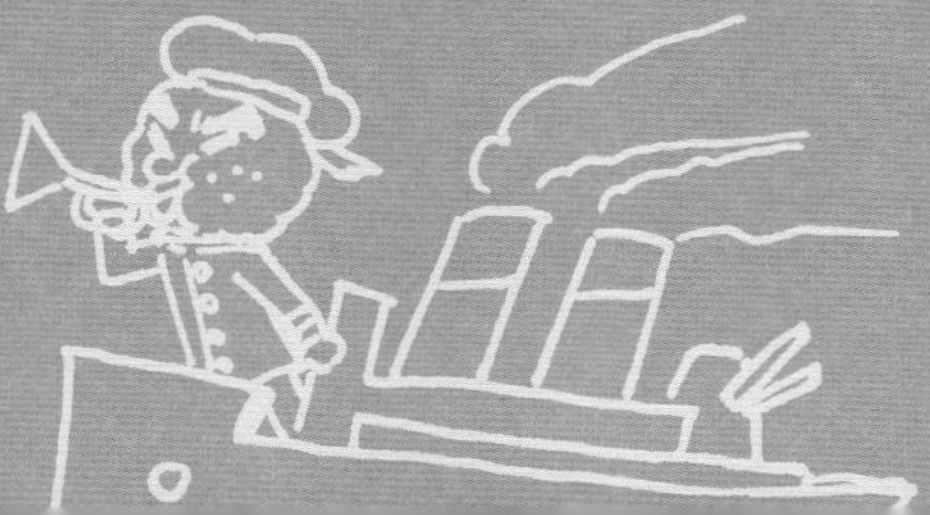

胃腸の働きと痛みが起こるしくみ

人間が生きるために食べたものは、胃で消化され腸で吸収されると、エネルギーになります。元気よく活動するためには、胃腸の働きが順調でないといけません。食べたものを消化するため、胃は胃液を分泌します。胃液には胃酸、消化酵素（ペプシノーゲン）、粘液が含まれています。胃酸は強い酸性で、食べ物を分解しやすくするとともに、体内に入ってきた細菌を死滅させます。胃の内部は厚い胃粘膜におおわれていますが、自分の胃酸で粘膜を壊してしまわないよう、粘液を分泌して守っています。胃酸の分泌と粘液の分泌のバランスがとれていれば、胃粘膜はダメージを受けません。

しかし、ストレスなどが原因で自律神経が乱れると、胃酸と粘液のバランスが崩れて胃酸過多になり、炎症を起こしたり（胃炎）、胃粘膜に穴があいたり（胃潰瘍）するのです。これが、胃の痛みが起こるしくみです。

胃腸の不快な症状には種類があり、おのおのを改善するためにいろいろな胃腸薬があります。使用目的によって、さまざまな成分を組み合わせ、たくさんの薬が販

「攻撃因子」と「防御因子」

胃を浸食する胃酸を「攻撃因子」、胃酸から守る粘液を「防御因子」と呼んでいます。この2つのバランスが崩れ、攻撃因子が強くなると不調症状が現れるので、バランスがもとに戻るように調整します。

売されています。

制酸薬、健《けん》胃《い》薬、消化薬、胃液分泌抑制薬などを各メーカーがそれぞれの割合で配合しているので、自分の症状と合ったものを選ぶことが重要です。薬の飲み方についても、薬ごとに違いがあるので、説明書で必ず確認してから服用しましょう。

胃腸の不調のおもな症状

・胸やけ、胃もたれ、吐き気
・食欲不振、胃痛
・下痢、便秘、腹痛

胃の痛みのしくみ

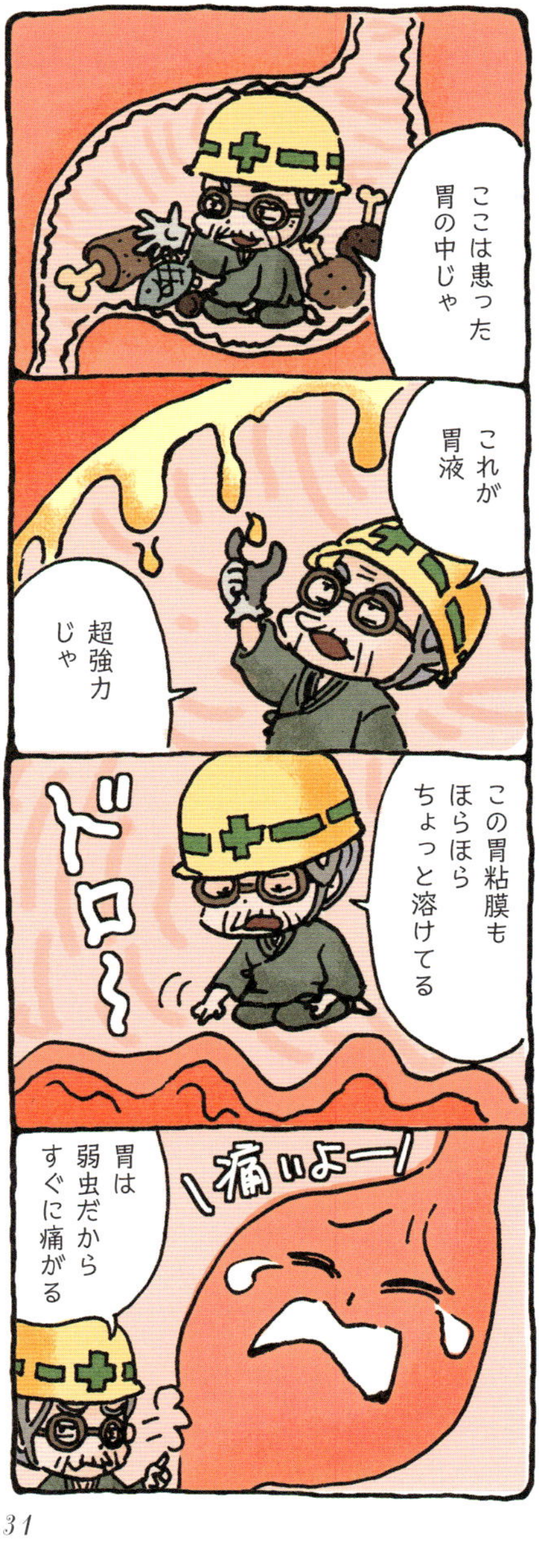
ここは患った胃の中じゃ
これが胃液
超強力じゃ
この胃粘膜もほらほらちょっと溶けてる
ドロ〜
痛ぃよー
胃は弱虫だからすぐに痛がる

粘膜保護薬、粘膜修復薬

胃粘膜を過剰な胃酸から守る

荒れた胃粘膜を修復し、胃粘膜の血流を改善して粘液の分泌を促進する薬です。

粘膜保護や粘膜修復作用がある成分には、スクラルファート、アルジオキサ、アズレンスルホン酸ナトリウム、テプレノン、セトラキサート塩酸塩、ソファルコン、トロキシピドなど、数多くあります。

以前は医師の処方がなければ買えない薬でしたが、今では市販薬として購入できるようになりました。

副作用として、皮膚のかゆみや発疹、血液障害、肝機能障害、めまい、頭痛などが起こることがあります。症状が現れた場合は服用を中止し、同じもの、または同じ系統の成分を含む薬の使用は控えましょう。

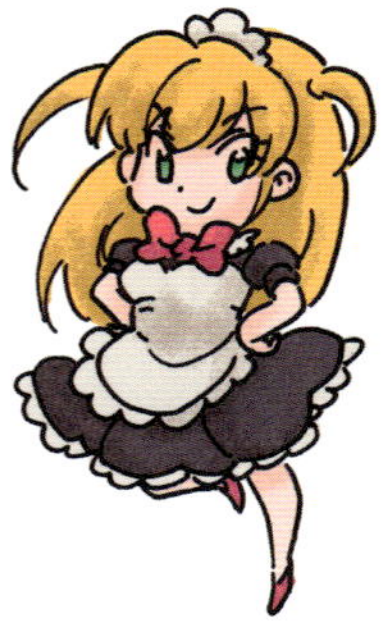

制酸ちゃん

胃をス〜〜ッとさせてくれるけど、炭酸系ドリンクといっしょに飲むと、効きめが弱くなるぞ。

粘膜保護、修復成分を主体とする胃腸薬

スクラート胃腸薬（錠剤）【ライオン】
キャベジンコーワα【興和】
ザッツ21【武田】
パンシロン01プラス【ロート】
シグナル胃腸薬「錠剤」【エスエス】

制酸薬

胸やけする胃酸過多には制酸薬

胸やけや、げっぷなどが出る胃酸過多の症状には、制酸成分が有効です。アルカリ性の薬剤で胃酸を中和させて、その働きを弱める作用があります。炭酸水素ナトリウムや酸化マグネシウムなどが配合されています。ただし、抗生物質の効きめを弱めることもあり、下痢や便秘などの副作用が生じたら使用を止め、薬剤師に相談を。

制酸ちゃん

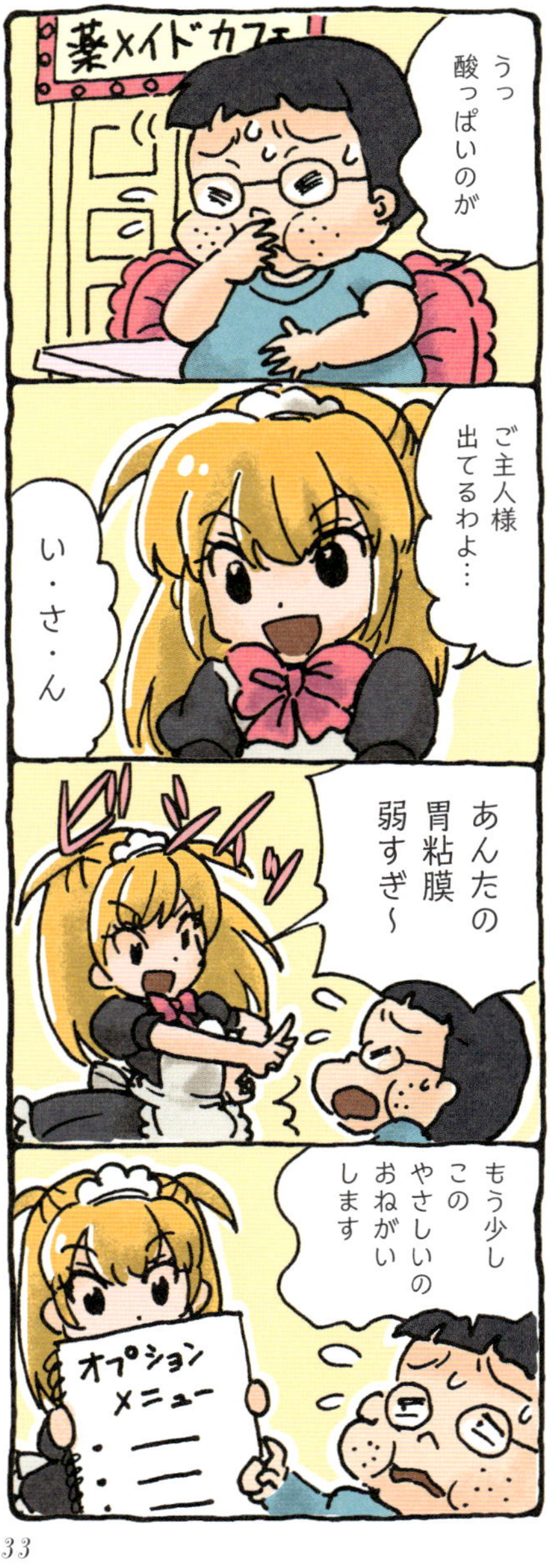

薬メイドカフェ
うっ 酸っぱいのが
ご主人様 出てるわよ…
い・さ・ん
あんたの 胃粘膜 弱すぎ~
もう少し このやさしいの おねがいします
オプション メニュー

制酸成分が主体の胃腸薬

アバロンS【大正】胃粘膜修復剤と3種の制酸剤配合

イノセア胃腸内服液【佐藤】スクラルファートを配合したドリンクタイプの胃腸薬

サクロンS【エーザイ】粘膜修復保護成分とロートエキス配合

液キャベコーワ【興和】オキソアミヂン（ニンニク抽出成分）、ニンジンエキス配合

消化薬

胃もたれや消化不良には消化薬

昨今、日本人の食生活では脂肪を多くとるようになりました。**脂肪を分解するのは小腸で、胃では消化されない**ため、脂っこい食事が続くと、胃もたれが起こります。

このような胃もたれや消化不良の症状には、リパーゼ、プロザイム、ジアスターゼ、タカジアスターゼなどの消化成分が有効です。胃や腸にある内容物の消化を助け、たんぱく質や脂質の分解を促進する働きがあります。

生薬のセンブリ、ケイヒ、ゲンチアナ、オウレンなどにも消化不良を改善する効果があり、合わせて使われている消化薬もあります。

ただし、糖尿病の人は使用に注意。薬剤師に相談しましょう。

どんな薬がよいの？

ビオジアスターゼ、**タカジアスターゼ**、**ジアスターゼ**は、どれもでんぷんを分解する酵素です。**プロザイム**はたんぱく質の消化を助ける作用があり、通常は腸で働きますが、制酸薬といっしょに配合されていれば胃でも働きます。**リパーゼ**は中性

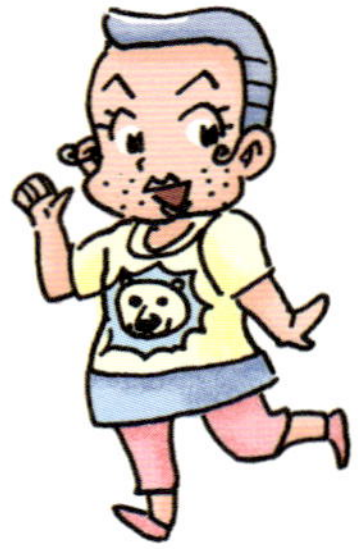

消化ちゃん
脂っこいものが好きな人、ついつい食べすぎちゃう人に、消化をそっと進めてくれるタイプ。

体内の消化酵素の種類

●アミラーゼ（ジアスターゼ）
口腔（唾液）と十二指腸から分泌／でんぷんを分解する
●プロテアーゼ（ペプシン、トリプシンなど）
胃、十二指腸、小腸から分泌／たんぱく質を分解する
●リパーゼ
十二指腸と小腸から分泌／脂肪を分解する
●マルターゼ
小腸から分泌／糖分を分解する

脂肪を分解する酵素で、脂肪の消化や吸収を助けます。**ウルソデオキシコール酸**は胆汁の分泌を促進し、脂肪の消化を助ける働きをします。また、肝臓を保護し、解毒機能を高める作用があります。

センブリは強い苦みがある生薬で、健胃・整腸薬として知られています。香りがよい**ケイヒ**は軽度の消化管運動抑制、胆汁の分泌を促す作用があります。**ゲンチアナ**は苦味のある生薬で、唾液や胃粘液、胃液の分泌を促進する働きがあります。苦味健胃薬である**オウレン**は止瀉薬としても用いられる生薬です。

消化成分が主体の胃腸薬の例

ワカモト消化薬【わかもと】
2種の消化酵素に、脂肪の消化を助ける成分配合

新タカヂア錠【第一三共】
消化酵素タカジアスターゼN1の製剤

ニッスイガロール【日水】
胆汁と消化酵素配合

消化ちゃん

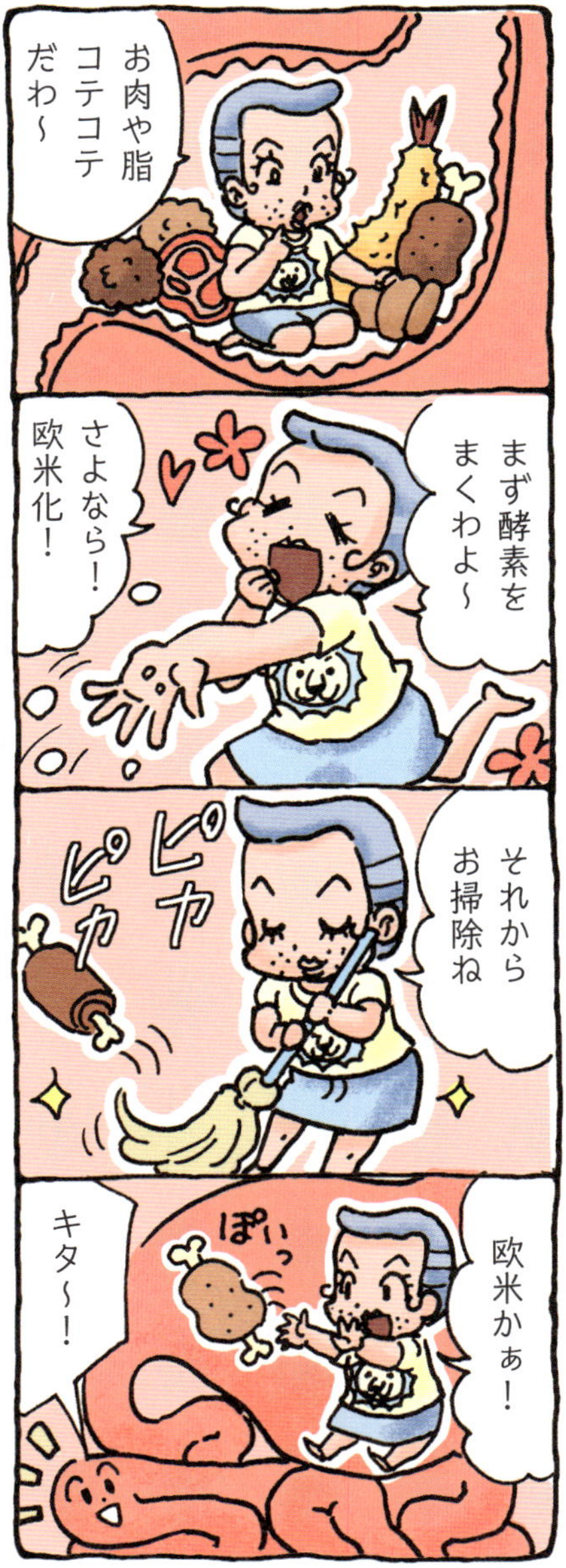
お肉や脂 コテコテ だわ～
まず酵素を まくわよ～
さよなら! 欧米化!
それから お掃除ね
欧米かぁ!
ぽいっ
キタ～!

健《けん》胃《い》薬

食欲不振には生薬配合の薬を

二日酔いや食欲不振の場合には、ゲンチアナ、オウバク、オウレン、センブリ、ウイキョウなど健胃作用がある生薬成分が多く使われます。生薬特有の苦みや辛みが味覚神経を刺激し、唾液や胃液の分泌をさかんにします。また、芳香は胃に直接作用し、働きを活性化するとともに、おなかに溜まったガスを抜く駆風効果もあります。健胃生薬は苦みが特徴の苦味健胃薬と、香りが特徴の芳香性健胃薬に分けられます。

生薬配合の健胃薬を服用する場合、オブラートに包んでしまうとその苦みや芳香の効果を十分に得ることができないので、注意しましょう。

どんな薬がよいの？

苦味健胃生薬の一つである**オウバク**はミカン科の植物であるキハダの樹皮。苦みのあるベルベリン成分をふくみ、健胃整腸作用があるほか、抗菌、消炎作用もあります。日本では古くからベルベリン成分を使った製剤があり、今でも百草丸や陀羅《だら》尼助丸《にすけがん》などが伝統薬として使われています。

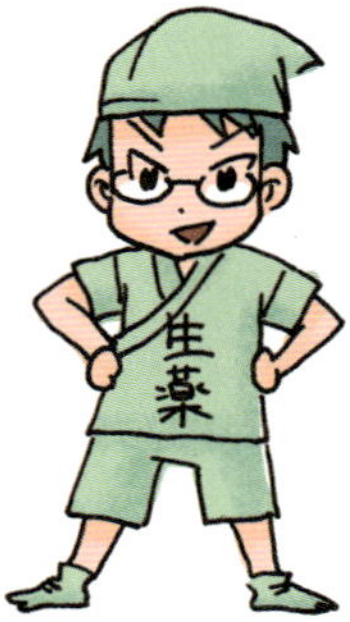

胃健くん

生薬でちょっと苦いけど、これが刺激になる。胃健でも健胃でもいいよ。

健胃成分が主体の胃腸薬

ソルマックEX2【大鵬】

太田胃散〈内服液〉【太田胃散】

ゼリア健胃内服液【ゼリア】

ササイサン【和漢薬】

大正漢方胃腸薬〈内服液〉【大正】

「五苓散」と「黄連解毒湯」の2つの漢方が効く

エビオス錠【アサヒ】

天然素材の栄養酵母（ビール酵母）から生まれた指定医薬部外品

イケメン胃健くん

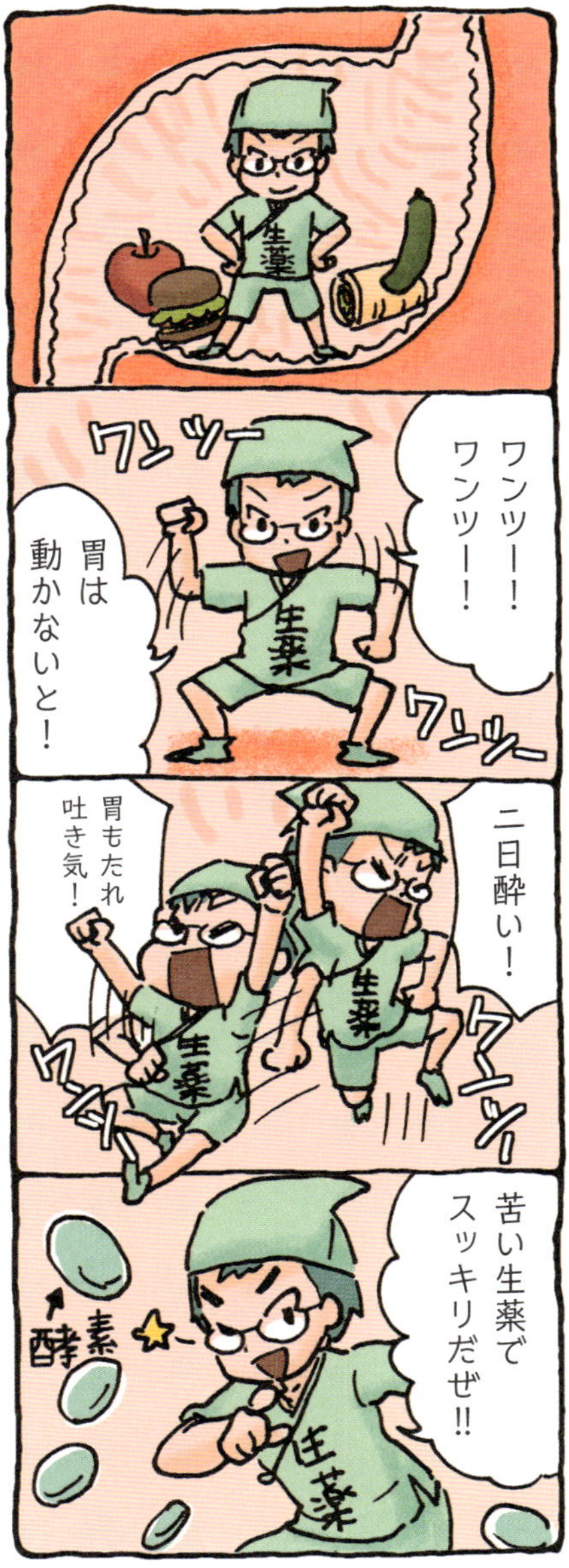

芳香性健胃薬としてよく知られる**ウイキョウ**は、セリ科植物ウイキョウのタネ（正確には果実）。西洋ハーブではフェンネルシードと呼ばれ、スパイスとしても利用されています。特異な芳香と甘味があり、健胃のほかに駆風、去痰、利尿、鎮痛の各作用も知られています。精油の**アネトール**という成分には咳を抑える働きもあります。漢方では安中散《あんちゅうさん》に配合されています。

胃腸薬を飲むタイミング

多くの薬は食後に服用することになっていますが、胃腸薬は必ずしもそうではありません。症状や成分、作用によってそれぞれタイミングが異なるので、説明書で確認をしましょう。

- 健胃薬／食前（食事の30分くらい前）
- 消化薬／食後（食直後から食後30分くらい）
- 制酸薬、胃粘膜保護薬、H_2ブロッカー／食間（食後2時間後くらいの空腹時）、就寝前

H_2ブロッカー

胃酸分泌を抑制する

胃酸を分泌する細胞をブロックして分泌を抑える薬を、H_2ブロッカー（またはH_2受容体拮抗薬）と呼んでいます。胃酸分泌を抑え、胃潰瘍などの症状を改善し、逆流性食道炎にともなう痛みや胸やけを緩和する働きがあります。

H_2ブロッカーは、1997年に一般医薬品として販売が開始されました。この薬の登場により、胃潰瘍の治療が大きく進歩したと言われています。H_2ブロッカーにはシメチジン、ファモチジン、ラニチジン塩酸塩、ニザチジンなどの成分があります。

H_2ブロッカーの副作用として、皮膚のかゆみや発疹、血液障害、肝機能障害、めまい、頭痛などが起こることがあります。症状が現れた場合は服用を中止し、同じもの、または同じ系統の成分を含む薬の使用は控えましょう。

特に注意すべきなのは、心臓病を持つ人。H_2ブロッカーは心筋にも作用し不整脈などが起こりやすくなるため、心臓病の人は使用できません。

＊逆流性食道炎　胃液が胃から食道へ逆流するため、食道の粘膜が炎症を起こしてしまう症状。

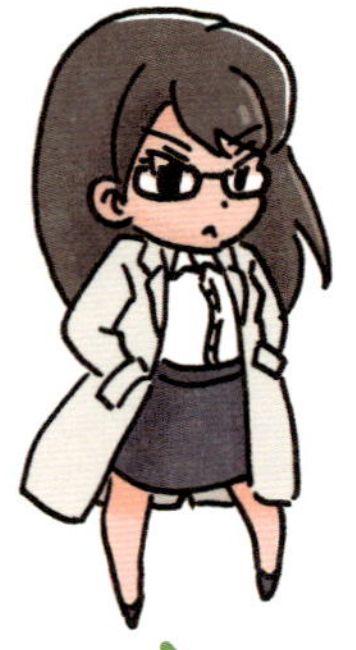

H_2ブロッカーちゃん

ノーベル賞をもらったブラック博士が研究、医療用の強い効きめで有名。いまでは、OTCでも大人気。

H_2ブロッカー

ガスター10【第一三共】ファモチジン配合
アシノンZカプセル【ゼリア】ニザチジン配合
ニチブロック10【新新薬品】ファモチジン配合
イノセアワンブロック【佐藤】胃粘膜の修復を早めるロキサチジン酢酸エステル塩酸塩を配合

どんな薬がよいの？

シメチジンは、胃粘膜細胞にあるヒスタミンのH_2受容体にヒスタミンが結合することをブロックし、胃酸の分泌を抑制する作用があります。**消化酵素ペプシン**の分泌抑制作用により、胃痛や胸やけ、胃もたれやむかつきに有効です。**ファモチジン**、**ラニチジン塩酸塩**、**ニザチジン**にもシメチジンと同様の作用があり、胃の痛みを抑えます。

医療用でも同じ成分の薬が使われている場合がありますが、服用回数や成分の配合量には若干の違いがあるようです。

H_2ブロッカーちゃん

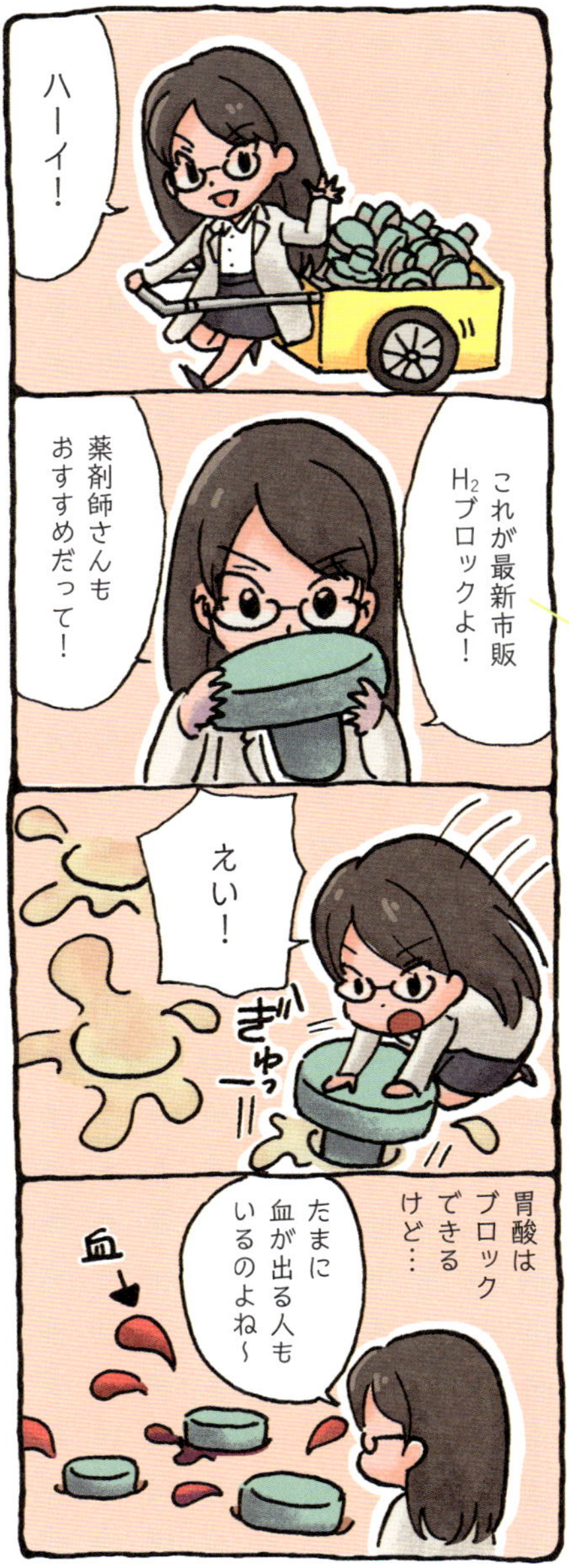
ハーイ！
これが最新市販H_2ブロックよ！
薬剤師さんもおすすめだって！
えい！
ぎゅっ
胃酸はブロックできるけど…
たまに血が出る人もいるのよね～
血

整腸薬

まずは腸内環境を調える

胃から送られた食べ物は小腸から大腸に運ばれ、栄養素や水分を吸収しおわると、残りカスが便として排泄されます。

腸内には100兆個もの細菌が住んでいて、消化や吸収に関わっています。腸内では善玉菌と悪玉菌が共存していますが、いつも勢力争いをしている状況で、そのバランスは常に不安定です。

食べすぎや飲みすぎだけでなく、生活環境の変化やストレスなどの影響を受けると、腸の動きは低下し、腸内細菌のバランスが崩れてしまいます。その結果、おなかが張ってガスが出たり、下痢や便秘を発症します。

整腸薬は、乳酸菌や酪酸などの生菌成分の働きを利用して、腸内環境を改善する薬です。下痢をしやすい人は、まずは整腸薬で腸の状態を調えてみましょう。

どんな薬がよいの？

ビフィズス菌、**フェーカリス菌**、**アシドフィルス菌**などの乳酸菌類や、**宮入菌**、**納豆菌**などに、悪玉菌の増殖を抑えて腸内細菌のバランスを調える働きがありま

フローラちゃん

腸内細菌が出す発酵ガスの香りがポイント。悪玉菌が触れると毒ガスのようなオナラにもなるぞ。

腸の豆知識

- 小腸は、十二指腸、空腸、回腸からなり、6〜7mあります。
- 大腸は、盲腸、結腸、直腸からなり、1.5mほどの長さです。
- 腸内で細菌が群生している様子が花畑のように見えることから、腸内環境は「腸内フローラ」と呼ばれています。

す。消泡成分の**ジメチルポリシロキサン**は、腸内のガスを吸収し、腹部の膨満感を緩和させます。さらに、生薬の**センブリ**や**ゲンノショウコ**、栄養を補う**ビタミン類**を加えたものもあります。

フローラちゃん

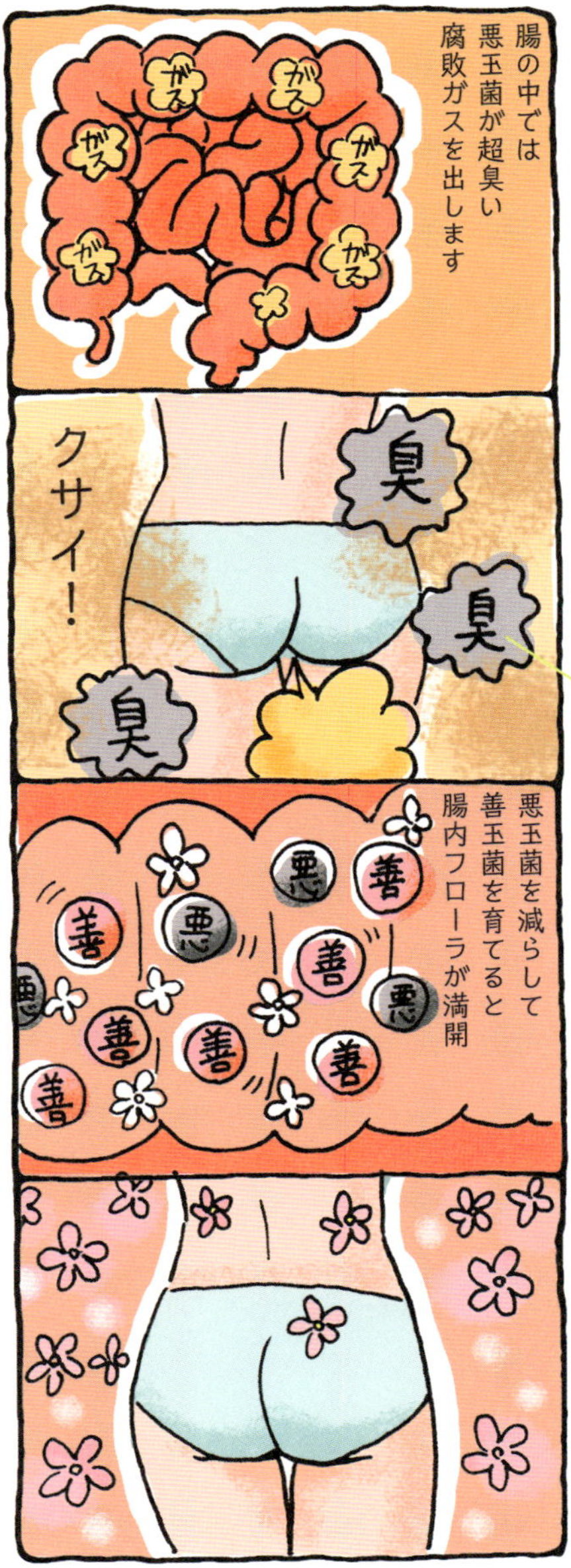

悪玉菌が多いと腸の中で腐敗物質（有毒ガス）が発生します。これが臭いオナラの正体。善玉菌が多いと生じるのは有機酸という物質。臭いガスは発生しません。有機酸には悪玉菌をやっつける働きもあります。

整腸成分を主体とする胃腸薬の例

ビオフェルミンVC【武田】
乳酸菌＋ビタミンが、「おなかのハリ」に効く

ガスピタンa【小林製薬】
ガスをつぶす、抑える、整える3つの働き

ザ・ガードコーワ整腸錠PC【興和】
納豆菌と乳酸菌が生きたまま腸に届く

ラッパ整腸薬BF【大幸】
3種の乳酸菌をバランスよく配合

太田胃散整腸薬【太田胃散】乳酸菌と生薬配合

下痢止め薬

すぐに止めたいときは整腸薬より止瀉《しし ゃ》薬

下痢は、腸のぜん動運動が活発になりすぎ、十分に水分が吸収されないまま便を排泄した状態です。食事や薬、ウイルスや細菌、ストレスなどが原因で、下痢は起こります。乱れた腸内環境を調えたい場合は整腸薬を服用しますが、すぐに下痢を止めたい場合は、下痢止め（止瀉薬）を使用します。

どんな薬がよいの？

下痢止め薬にはいくつか種類があり、症状によって合うものを選択しましょう。

●分泌性タイプ　食あたりや水あたり、食物アレルギーなどにより腸内の炎症がある場合に用います。有害物質を殺菌したり吸着したりする成分を含みます。**ベルベリン塩化物**や**アクリノール**などの殺菌成分が配合されています。

●浸透圧性タイプ　暴飲暴食やダイエット食品、サプリメントなどの摂取により、腸内の水分浸透圧バランスが崩れた場合に用います。腸粘膜のたんぱく質と結合して膜を作り、腸壁を保護して、炎症を抑えます。**タンニン酸アルブミン**などの収れん成分や、消化酵素の**ウルソデオキシコール酸**などを組み合わせることも。

下痢止め成分を主体とする胃腸薬の例

センブリ錠S【山本漢方】
セイロガン糖衣A【大幸】
ワカ末止瀉薬錠【クラシエ】塩化ベルベリン塩化物とゲンノショウコエキスが効く
ビオフェルミン下痢止め【武田】シャクヤクエキス、ビフィズス菌配合
ピシャット錠【大幸】水なしでどこでも飲める
ストッパ下痢止めEX【ライオン】
ピタリット【大正】

このほか、センブリやケイヒ、アセンヤク、ゲンノショウコといった生薬を配合した薬も数多くあります。

下痢が4週間以上続く慢性下痢症状の場合は、がんや潰瘍といった別の要因も考えられるので、直ちに医療機関を受診しましょう。

正露丸

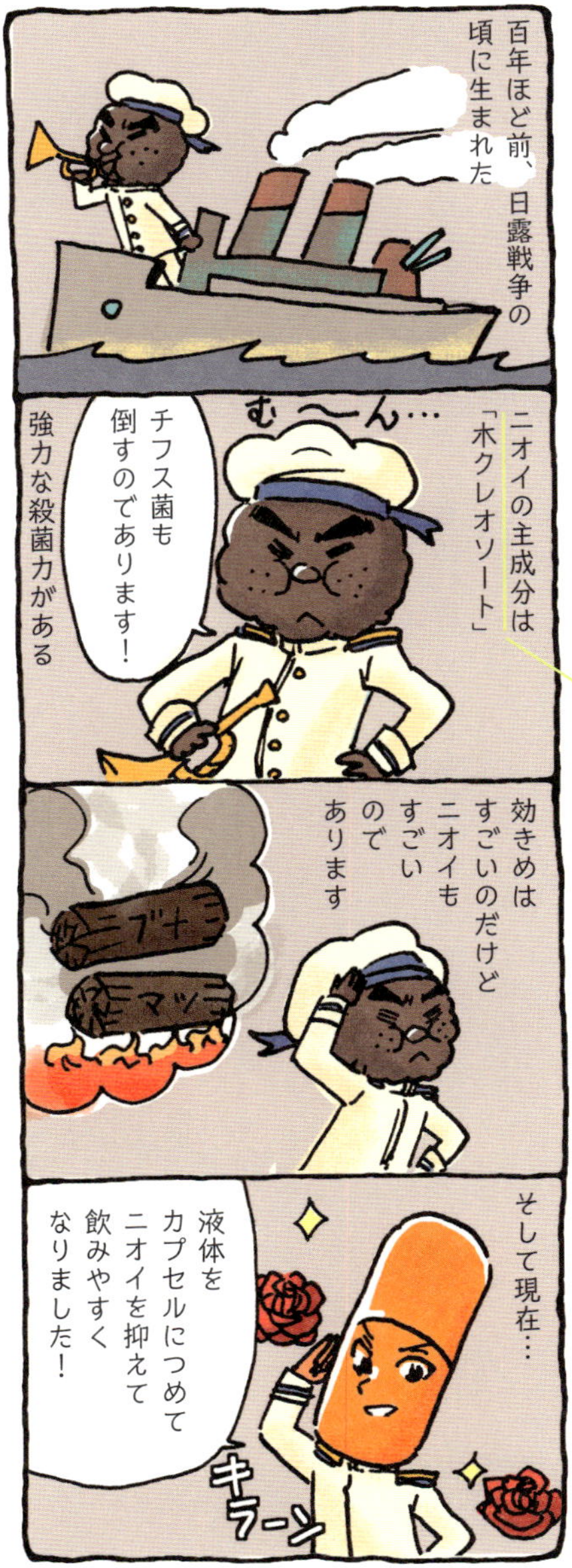
百年ほど前、日露戦争の頃に生まれた
ニオイの主成分は「木クレオソート」
む〜ん…
チフス菌も倒すのであります!
強力な殺菌力がある
効きめはすごいのだけどニオイもすごいのであります
マツ
そして現在…
液体をカプセルにつめてニオイを抑えて飲みやすくなりました!
キラーン

木クレオソートは殺菌作用だけでなく、局所麻酔作用もあります。また、腸の過剰なぜん動運動を正常化する働きもあるのです。

便秘薬

腸の働きを活発にし、排便を促進

排便習慣には個人差がありますが、一般的に、**3日以上排便がない状態を便秘**といいます。便がかたい、残便感がある、腹痛、おなかの膨満感、食欲不振などの症状があれば、便秘だと考えられます。便秘には、がんや腸閉塞などの病気が原因の**器質性便秘**と、ストレスや生活習慣から大腸の動きが悪くなって起こる**機能性便秘**があります。機能性便秘の症状は市販薬で改善できます。

機能性便秘には次の3タイプがあります。

●**弛緩《しかん》性便秘**　**腸のぜん動運動が低下**することから、**大腸内に便が長く残り、水分が過剰に吸収されてかたくなる症状**です。女性に多く、おなかのハリや残便感、肩こり、冷えなどの症状も引き起こします。

●**痙攣《けいれん》性便秘**　**大腸が収縮**し、便の輸送がうまくいかないため、**ウサギのようなコロコロとした便になることが多い症状**です。かたい便とやわらかい便が交互になったり、便秘と下痢を繰り返すことも多くあります。ストレスや環境の変化などが原因といわれています。

痙攣性便秘に

スラーリア便秘内服液【ロート】硫酸マグネシウム配合

直腸性便秘、弛緩性便秘に

ビューラック・ソフト【皇漢堂】
有効成分ピコスルファートナトリウム配合のおなかにやさしい便秘薬

カイベールC【アラクス】大腸を刺激することで便通を促すビサコジルとセンノサイド配合

スルーラックS【エスエス】ビサコジルと生薬「センナ」由来成分を配合

新レシカルボン坐剤S【ゼリア】発泡性の炭酸ガスが便通を促す

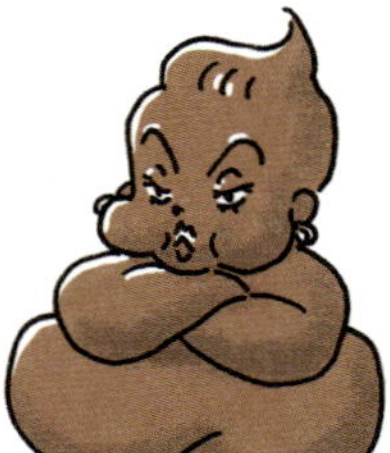

マツコさん
3日以上排便を待つと便秘。長くいるとどんどん頑固になっちゃうぞ。

●直腸性便秘　直腸の排便反射が低下するため、直腸に便が溜まり、うまく排便できないために起こる便秘です。高齢者や痔の疾患のある人、排便を我慢する習慣のある人に多く見られる症状です。

マツコさん

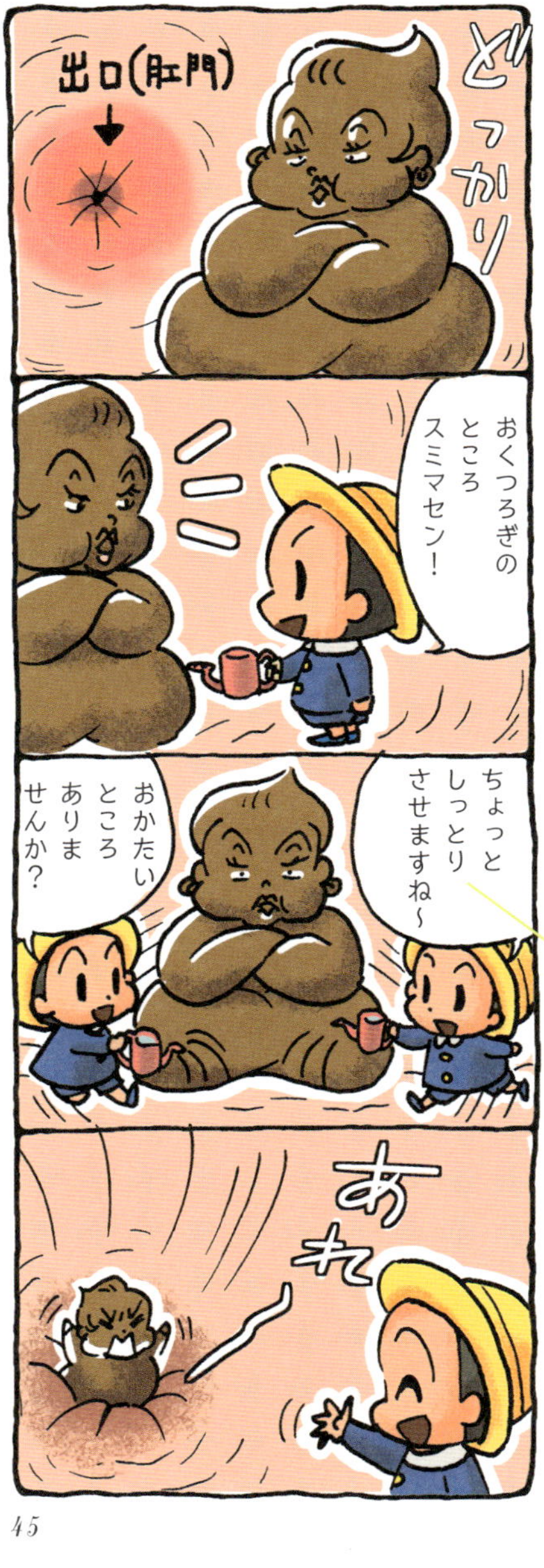

出口(肛門)
どっかり
おくつろぎのところスミマセン!
ちょっとしっとりさせますね~
おかたいところありませんか?
あれ~

しっとりさせる湿潤性瀉下成分（DSS）は界面活性作用があり、水分を浸透させて便をやわらかくします。

女性は便秘になりがち

女性は男性に比べると筋力が弱く、腹筋も弱いのが特徴です。そのため、便を押し出しにくく、便秘になりがちです。また、月経の周期の中で、プロゲステロン（黄体ホルモン）の分泌が増えると、腸のぜん動運動が弱くなります。そのため、月経前に便秘になることが多いのです。

食物繊維が多い食べ物を積極的に食べるようにし、水分を十分とって、腸の動きを促進させるように心がけましょう。合わせて適度な運動も行うと、より効果的です。

どんな薬がよいの？

便秘には緩下《かんげ》作用がある成分を使用します。

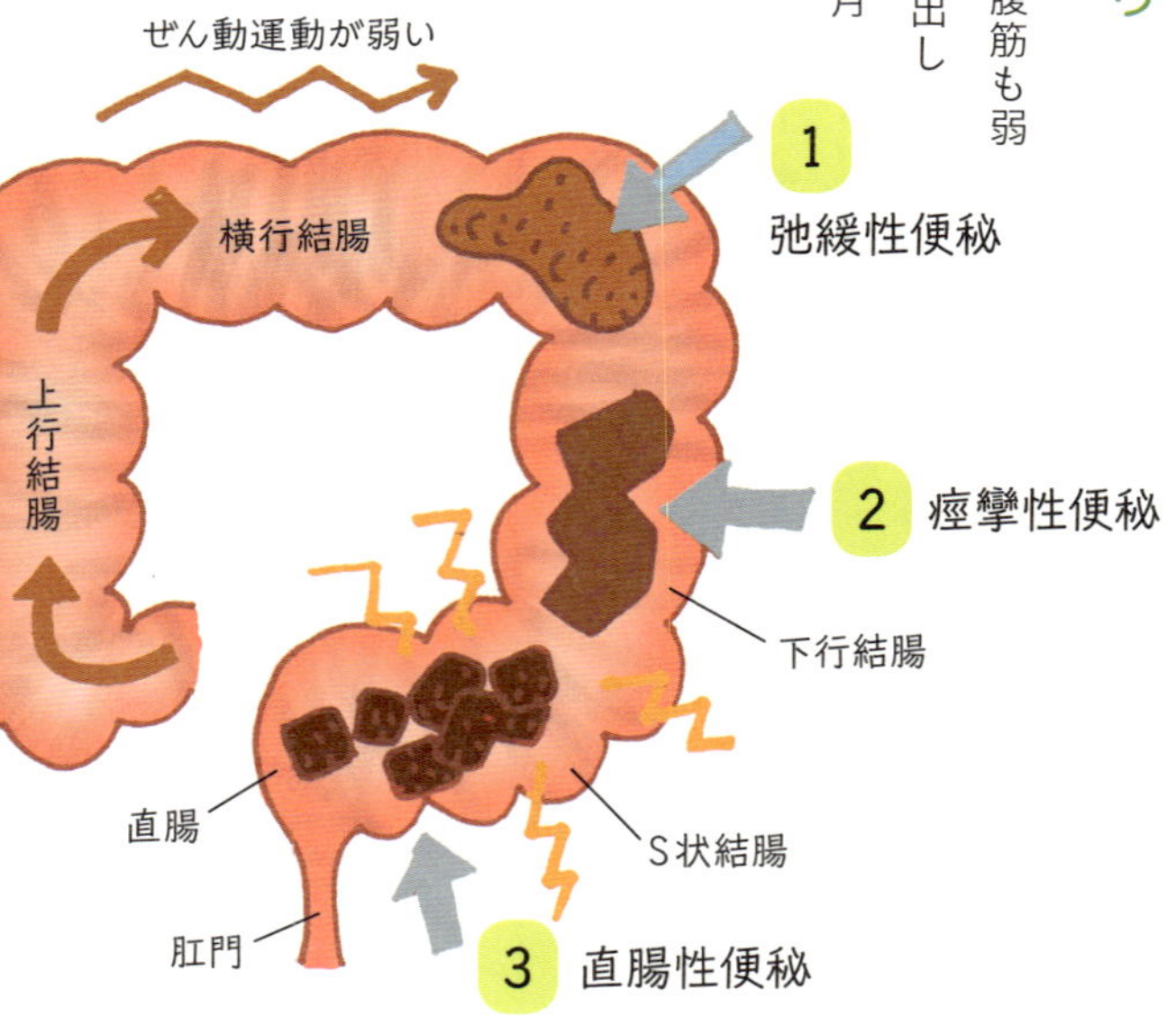

ぜん動運動が弱い
横行結腸
上行結腸
1 弛緩性便秘
2 痙攣性便秘
下行結腸
S状結腸
直腸
肛門
3 直腸性便秘

生薬や漢方がおもな成分の薬

コーラックファイバー【大正】自然に近いお通じをもたらすファイバー便秘薬

新ウィズワン【ゼリア】食物繊維と生薬でやさしくしっかり効く

タケダ漢方便秘薬【武田】生薬のダイオウとカンゾウを配合した、漢方処方「大黄甘草湯」製剤

大柴胡湯エキス顆粒クラシエ【クラシエ】血のめぐりをよくし便秘を解消する桃核承気湯エキス配合

便秘

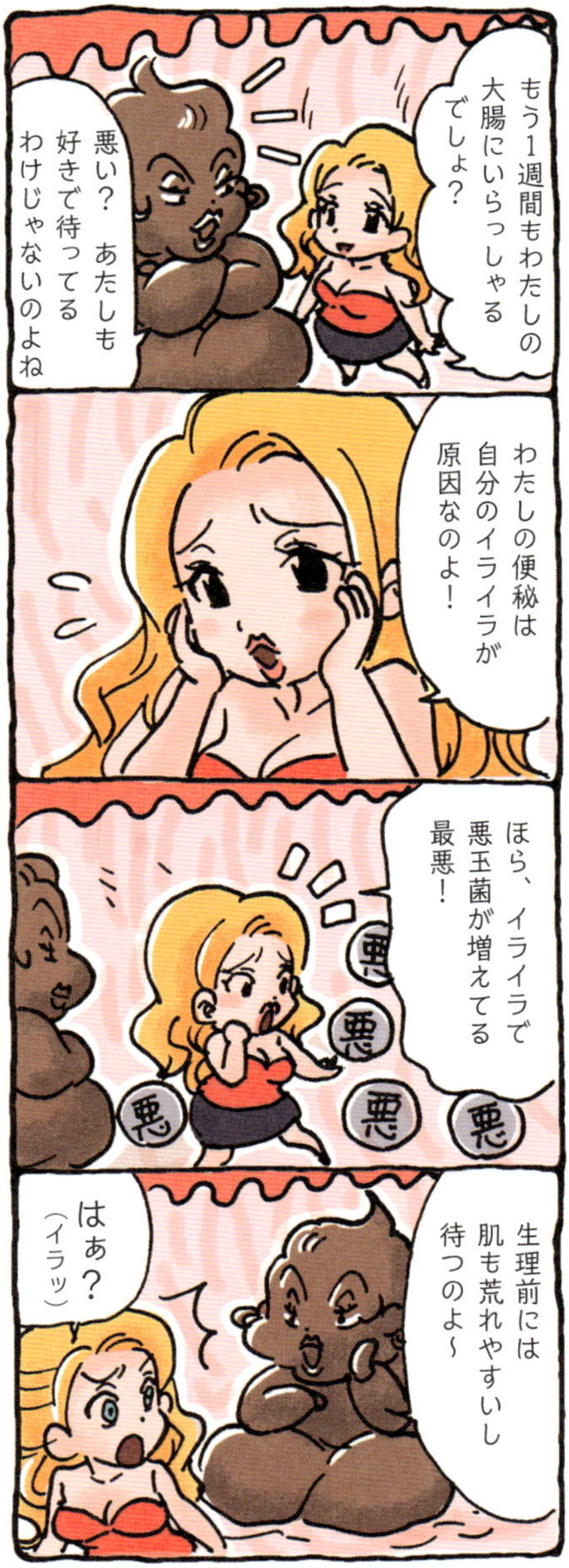

もう1週間もわたしの大腸にいらっしゃるでしょ？
悪い？　あたしも好きで待ってるわけじゃないのよね
わたしの便秘は自分のイライラが原因なのよ！
ほら、イライラで悪玉菌が増えてる最悪！
悪
悪
悪
悪
悪
生理前には肌も荒れやすいし待つのよ〜
はぁ？（イラッ）

腸のぜん動運動を促進する働きがある**硫酸マグネシウム**や**酸化マグネシウム**、腸内で水分を吸収してふくらみ、便を軟化させる**プランタゴ・オバタ**（オオバコの一種）**種皮**、かたい便に水分を浸透させてやわらかくする湿潤性の成分もあります。生薬では、**センナ**や**アロエ**、**ダイオウ**、**カンゾウ**、**マルツエキス**なども使われます。おだやかな効きめをうたう漢方処方薬も数多くあります。

センナ由来の**センノシド**、アロエやダイオウエキスなど植物由来の緩下剤を使った薬が多く使われます。また、生薬のカンゾウやケツメイシを含んだもの、漢方処方の大黄甘草湯《だいおうかんぞうとう》、防風通聖散《ぼうふうつうしょうさん》もあります。

副作用

センナ由来のセンノシドを長期服用していると、大腸に色素沈着が起こり、腸の筋肉が萎縮して便秘症状が悪化することがあります。また、カンゾウにより、偽アルドステロン症やミオパシーを発症することがあります。

＊偽アルドステロン症はむくみや体重の増加、血圧上昇、低カリウム血症、高ナトリウム血症などの症状。

＊ミオパシーは筋肉痛、脱力感、筋力の低下などの症状。

鎮痛鎮痙薬《ちんつうちんけいやく》

胃腸に痛みがあったら鎮痛鎮痙薬を

頭痛や歯痛には解熱鎮痛薬を服用しますが、おなかが痛いときにはこの薬は効きません。胃腸に痛みを感じるときは、鎮痛鎮痙成分が入った薬を選びましょう。

鎮痛鎮痙成分は、おもに副交感神経に働きかけて、胃腸の痙攣を抑える薬です。**ロートエキス**、**ブチルスコポラミン臭化物**、**ジサイクロミン塩酸塩**、**ヨウ化イソプロパミド**などの抗コリン薬にその作用があります。さらに、局所麻酔成分の**アミノ安息香酸エチル**や**オキセサゼイン**なども配合してあります。

激しい痛みがある場合は、狭心症や心筋梗塞の痛みかもしれません。胃痛と勘違いすることも多いので、自己判断せず、医療機関を受診しましょう。

抗コリン薬は胃だけでなく、体のほかの場所にも影響を与えます。そのため、副作用が現れることがあります。たとえば、口の乾き、便秘、吐き気、めまい、かすみ目、まぶしさなどの症状が現れたら、服用を中止し、抗コリン成分が入っていない胃腸薬を選びましょう。排尿障害の症状が現れた場合は、服用を中止し、医療機関を受診します。

副作用

ロートエキスには口の乾き、散瞳、頻脈、便秘などの副作用が現れる場合があります。また、ロペラミド塩酸塩には、皮膚に発疹やかゆみなどの症状が現れることがあります。

鎮痛鎮痙成分を主体とする市販薬

ブチルスコポラミン臭化物配合

ブスコパンA錠【エスエス】

ストマオフ糖衣錠【ゼリア】

イノキュアS【小林薬工】メタケイ酸アルミン酸マグネシウムが過剰な胃酸を中和

チキジウム臭化物（抗コリン薬）配合

ストパン【大正】飲みやすい小型カプセル

3章 さまざまな痛みの薬

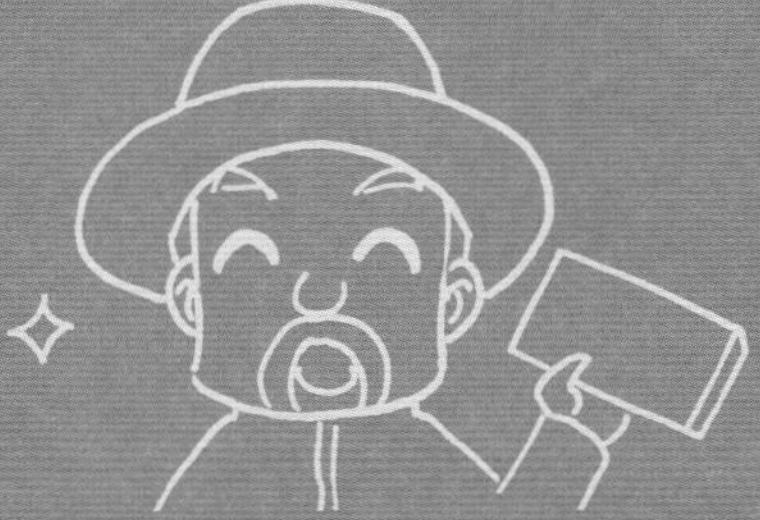

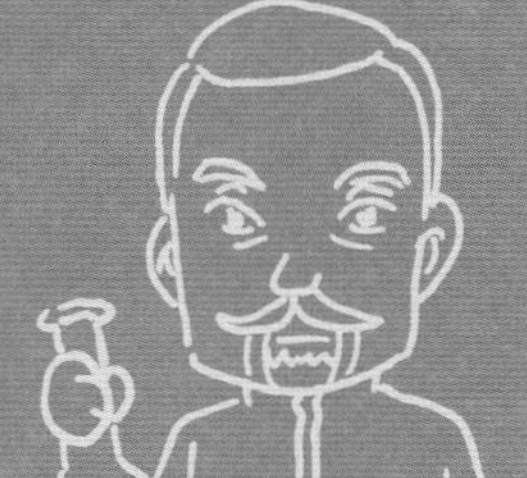

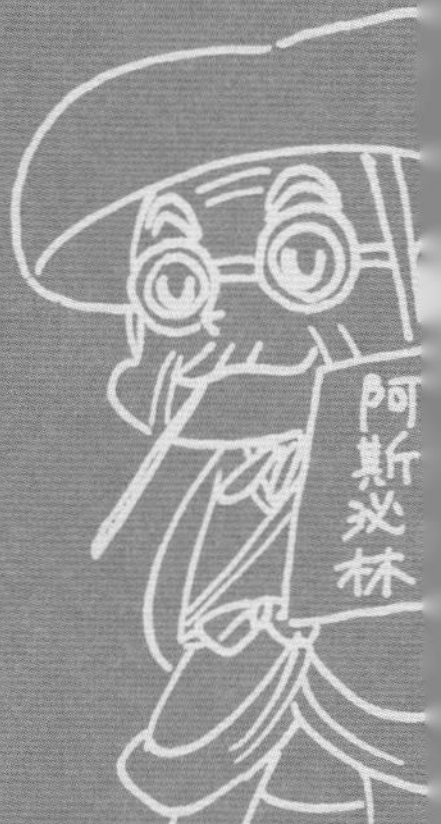

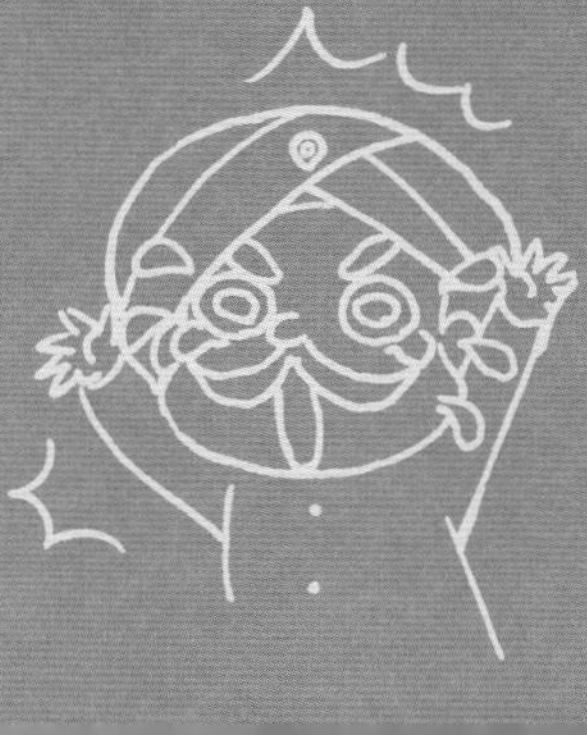

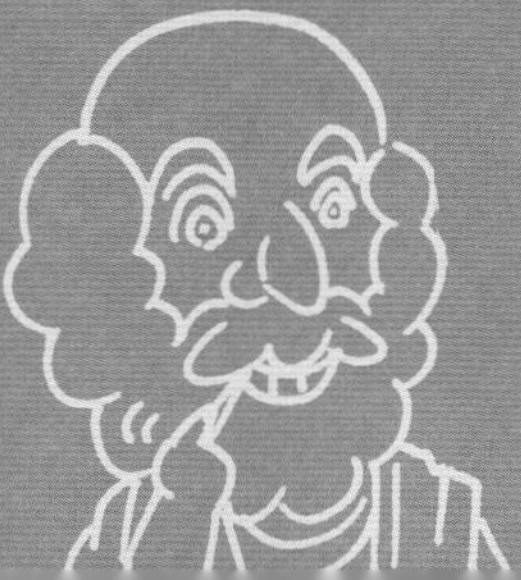

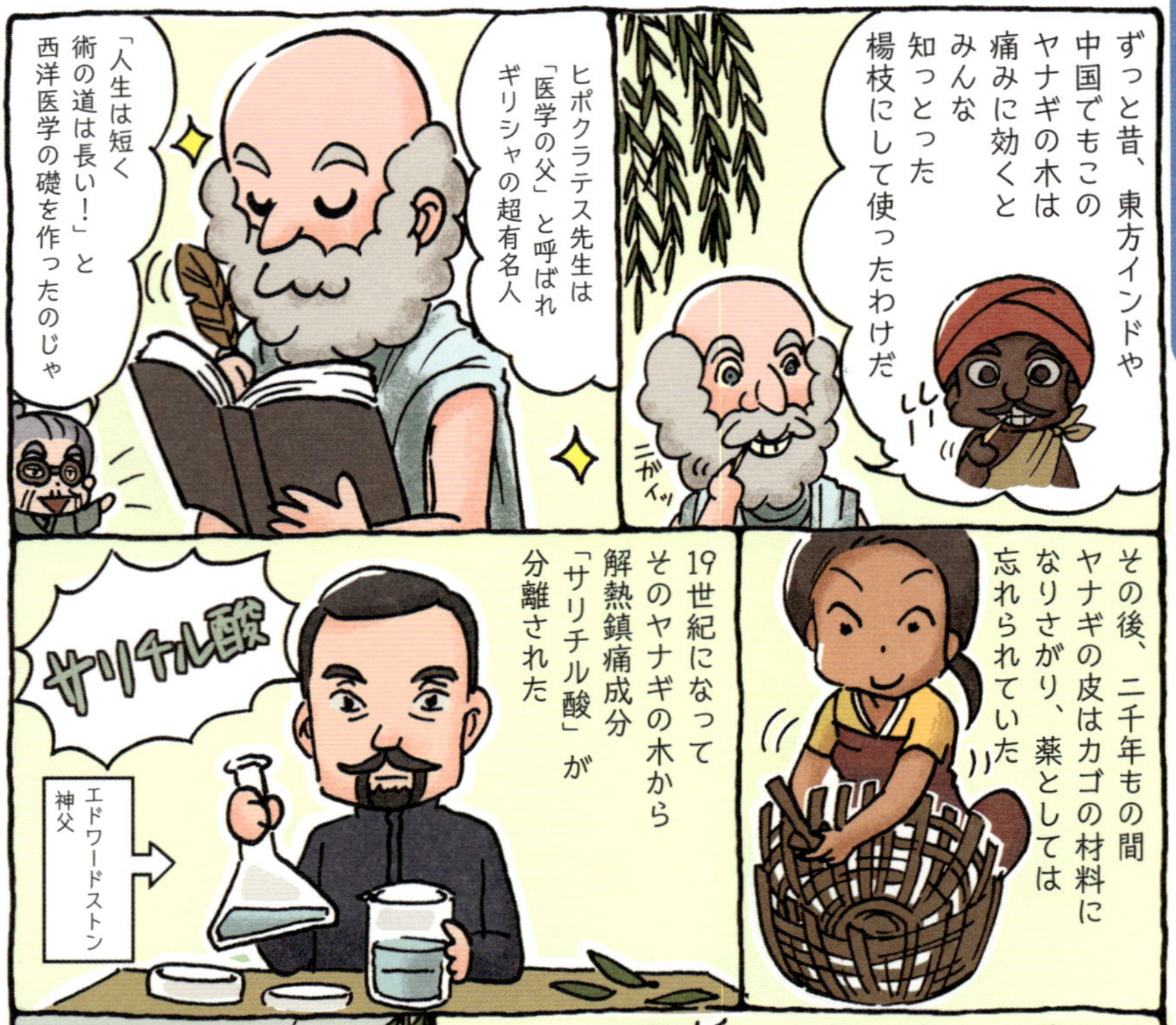
ずっと昔、東方インドや
中国でもこの
ヤナギの木は
痛みに効くと
みんな
知っとった
楊枝にして使ったわけだ
ニガイッ
ヒポクラテス先生は
「医学の父」と呼ばれ
ギリシャの超有名人
「人生は短く
術の道は長い！」と
西洋医学の礎を作ったのじゃ
その後、二千年もの間
ヤナギの皮はカゴの材料に
なりさがり、薬としては
忘れられていた
19世紀になって
そのヤナギの木から
解熱鎮痛成分
「サリチル酸」が
分離された
サリチル酸
エドワードストン
神父
そして一八九七年
ドイツのバイエル社の
若き科学者ホフマン君が
「アセチルサリチル酸」の
人工合成に成功した
あの
「アスピリン」の
誕生じゃ
BAYER
「バイエル」
世界で一番
服用された鎮痛剤
ギネスも認めたお薬じゃ
日本でも
明治33年「阿斯泌林」
として売り出した
ピュ
阿斯泌林
これがあれば
木枯らし紋次郎も
楽だったろうな

「木枯らし紋次郎」は笹沢左保原作の股旅物の時代小説。昭和40年代後半にテレビドラマ化され一躍人気に。

主人公の紋次郎のトレードマークは口にくわえた長い楊枝でした。

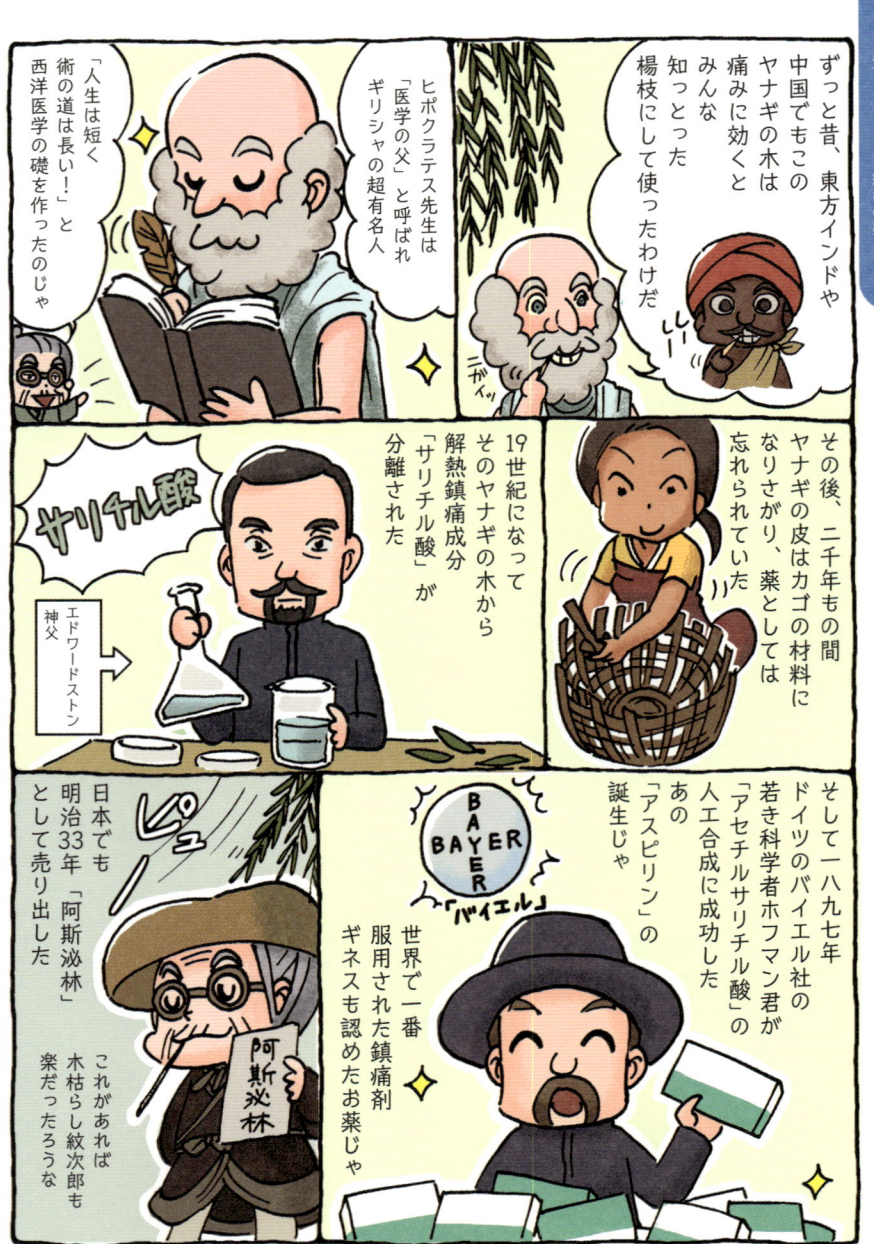

痛みと熱が起こるしくみ

転んでけがをしたり、大きな刺激を受けたりしたとき、人は「痛い」と感じます。痛みという反応が起きることで、体の中で異変が起こったという情報を知らせているのです。

何らかの形で体の中の組織が傷つけられて炎症が起こると、ブラジキニンやＰＧ（プロスタグランジン）などの発痛物質が作られます。これらの物資が細胞を刺激して痛みのシグナルが脳に伝わり、痛みを認識します。一方、体内に病原菌（ウイルスや細菌）が入ってくると、熱でやっつけようと免疫細胞に発熱物質が作られます。この発熱物質が脳に働きかけると、ＰＧが産生されて体温が上がるのです。

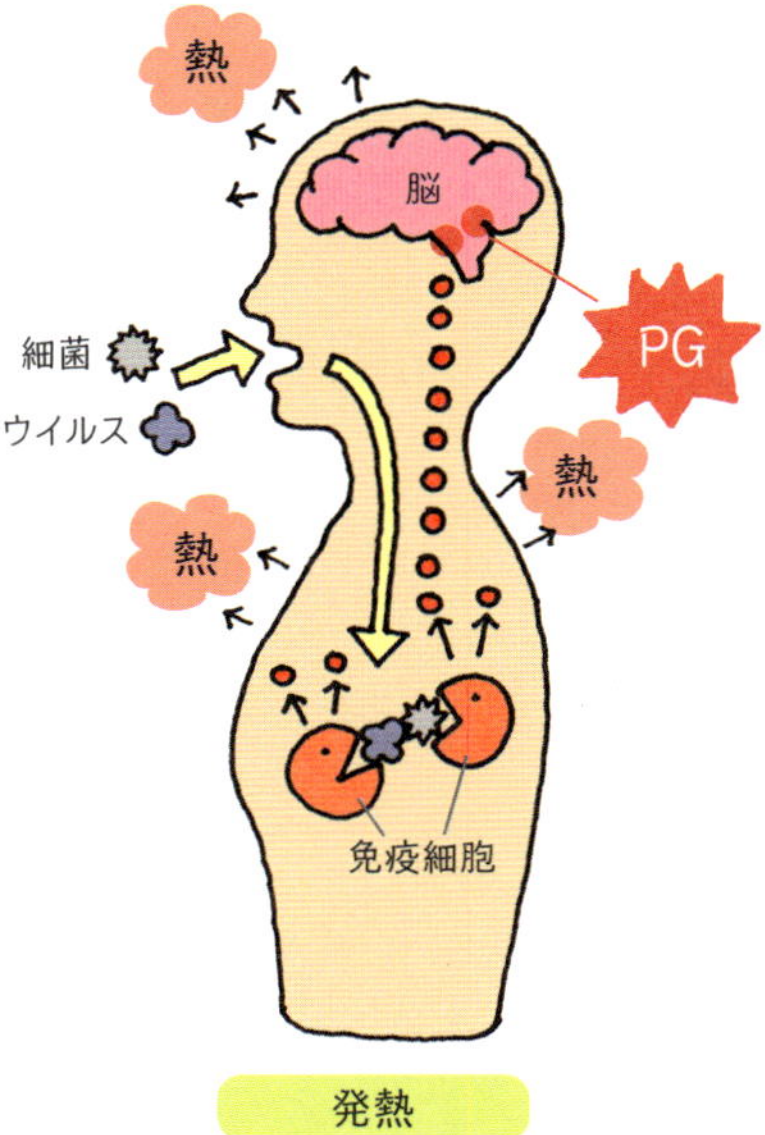

熱
熱
熱
脳
PG
細菌
ウイルス
免疫細胞

発熱

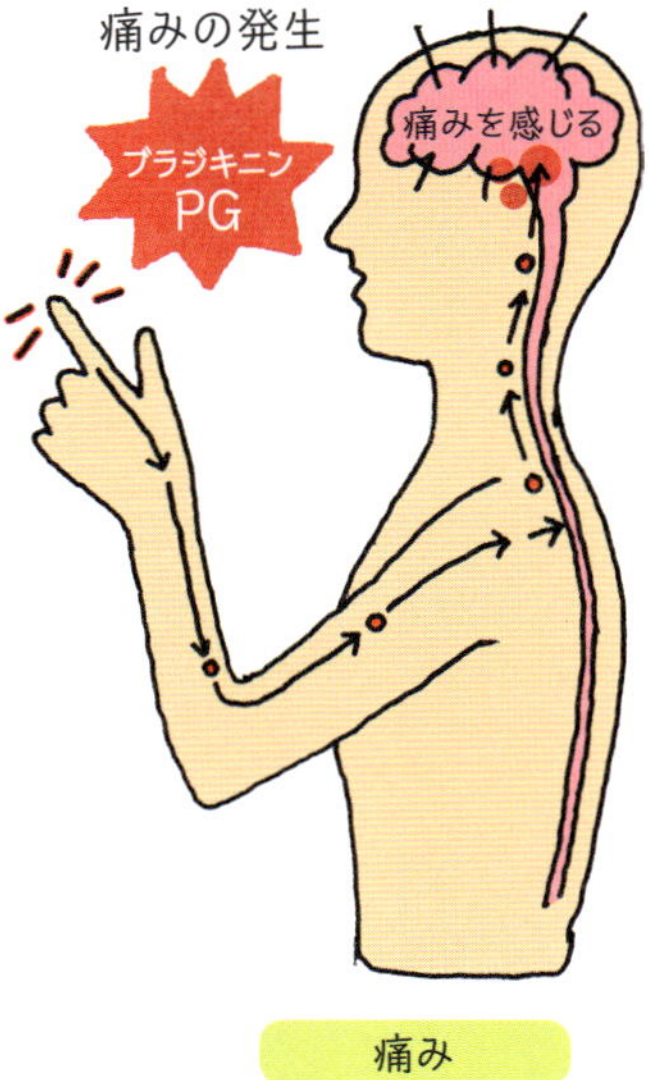

痛みの発生
ブラジキニン
PG
痛みを感じる

痛み

解熱鎮痛薬

まずは痛みの症状を確認して

頭痛、のどの痛み（p26）、腰痛、肩こり、筋肉痛、月経痛（p122）など、痛みは体のいろいろな部位に現れます。どこがどのように痛いのか？ 急性の痛みなのか、慢性なのか？ いつから痛いのか？ ほかに痛むところはないか？ 発熱はあるか？ といった点を整理し、症状を確認してから、それに応じた薬を選ぶことが大切です。

頭痛は、頭部の血管が拡張して神経を刺激したり、筋肉の緊張やストレスによって引き起こされる痛みです。このような痛みは鎮痛薬の服用によって改善されますが、脳の外傷による頭痛や脳出血のような脳疾患が原因の激しい痛みには、鎮痛薬は適切ではありません。すぐに医療機関を受診してください。

どんな薬がよいの？

解熱鎮痛成分に補助剤として催眠成分や**カフェイン**を加えてあるものがあります。胃腸障害を防ぐため、胃酸を抑え胃粘膜を保護する制酸成分も配合しています。

バイエルアスピリン【佐藤】アスピリン配合。眠くなる成分は入っていない
バファリン プレミアム【ライオン】両立が困難であった「錠剤の速崩壊」と「イブプロフェンの速溶解」が可能に
イブクイック頭痛薬【エスエス】イブプロフェン配合。制酸成分配合で胃にもやさしい
ナロンメディカル【大正】イブプロフェン配合。カフェインフリー
サリドンエース【第一三共】ACE処方（アセトアミノフェン、無水カフェイン、エテンザミド）が、鎮痛・解熱効果を発揮
ノーシン錠【アラクス】
ACE処方の3つの有効成分（アセトアミノフェン、エテンザミド、カフェイン水和物）が協力的に作用

解熱鎮痛薬の効きめ

解熱鎮痛薬にはいくつかのタイプがあり、多くは非ステロイド性抗炎症薬（NSAIDs）と呼ばれる薬です。非ステロイド性抗炎症薬は痛みや発熱のもと（PG）が合成されないよう阻止し、抗炎症作用を発揮します。アスピリン、ロキソプロフェン、イブプロフェン、エテンザミド、イソプロピルアンチピリンなどの成分です。抗炎症、解熱、鎮痛の効果、持続性など、成分ごとにそれぞれ特徴があります。非ステロイド性抗炎症薬を服用すると、胃痛、胸やけ、吐き気などの胃腸障害が起こることがあります。ほかにも、発疹やかゆみ、喘息などの副作用があるので、その場合は直ちに服用を止め、医療機関を受診してください。

アスピリン嬢

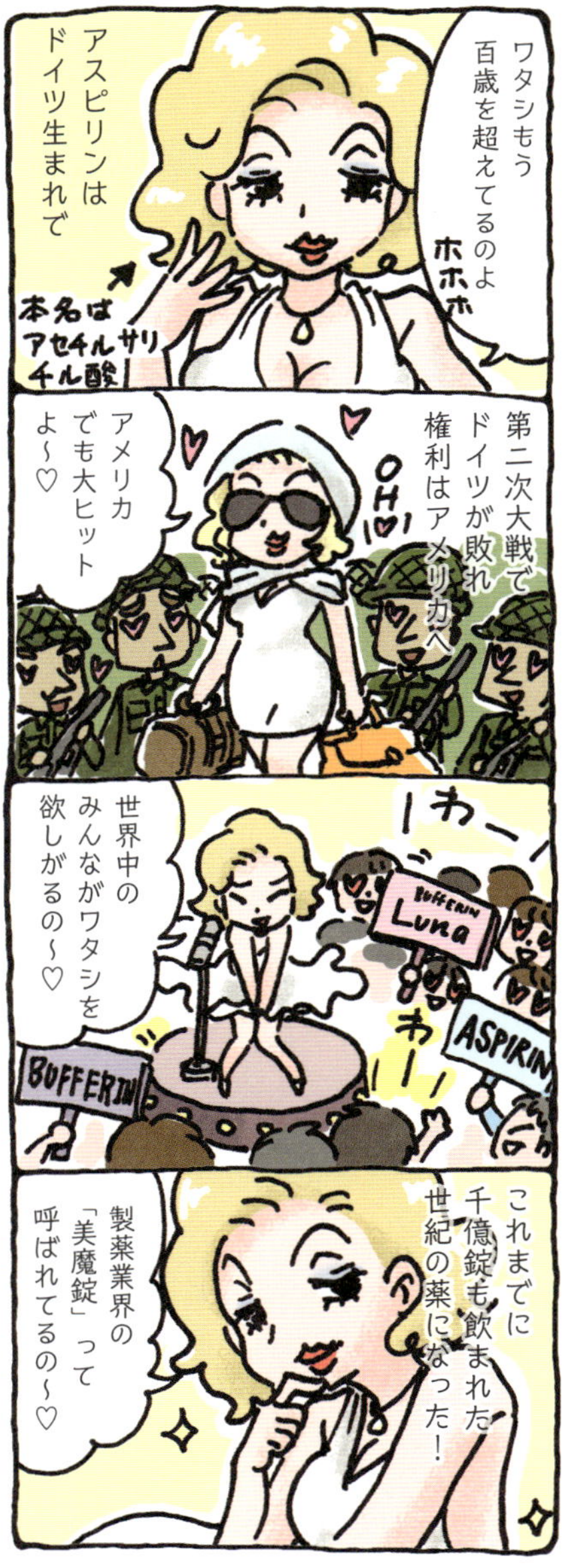
ワタシもう百歳を超えてるのよ
ホホホ
アスピリンはドイツ生まれで
本名はアセチルサリチル酸
第二次大戦でドイツが敗れ権利はアメリカへ
OH!♡
アメリカでも大ヒットよ～♡
わー
世界中のみんながワタシを欲しがるの～♡
BUFFERIN Luna
ASPIRIN
BUFFERIN
これまでに千億錠も飲まれた世紀の薬になった！
製薬業界の「美魔錠」って呼ばれてるの～♡

おもな解熱鎮痛成分の特徴

●アセトアミノフェン　解熱、鎮痛作用／効きめが早い／小児に使用可／抗炎症作用は期待できない／肝障害に注意

●アスピリン　解熱、鎮痛、抗炎症作用／効きめが早い／小児と妊婦は使用を避ける／高齢者は慎重に

●サリチルアミド　解熱、鎮痛、抗炎症作用／小児と妊婦は使用を避ける／高齢者は慎重に

●イソプロピルアンチピリン　解熱、鎮痛作用／ピリン系（薬効が高いが副作用のピリンアレルギーが出やすい）／妊婦は使用を避ける／高齢者は慎重に

●イブプロフェン　解熱、鎮痛、抗炎症作用／効きめがとても早い／以前は医療用医薬品／小児と妊婦は使用を避ける／高齢者は慎重に

●ロキソプロフェン　解熱、鎮痛、抗炎症作用／特に鎮痛作用が強力／胃腸障害がなく、持続性がある／小児と妊婦（特に妊娠末期）は使用を避ける／高齢者は慎重に

●エテンザミド　解熱、鎮痛作用／胃腸障害は比較的少ない／小児と妊婦は使用を避ける／高齢者は慎重に

セデス・ハイ【塩野義】
ロキソニンSプレミアム【第一三共】早さ、効きめ、やさしさの3つを同時に考えた処方
漢方ズッキノン【小林製薬】漢方処方が、肩・首の筋肉緊張をやわらげ、血流を調える

＊薬剤の成分は、それぞれの商品で配合のバランスにも違いがあります。商品については、使用上の注意をよく読み、注意すべき成分（P.54-55）が含まれるものは、必ず薬剤師や専門家に相談しましょう。

column

小児、妊婦、授乳中の人、高齢者が注意したい成分

妊婦は胎児への影響もありますので、服用にあたっては医師への相談をお勧めします。小児は、用量によっては副作用の反応が出やすいものもあります。高齢者は加齢による変化や生理機能の低下も意識しましょう。

	おもな薬効群	必ず注意すべき成分
妊婦	解熱鎮痛薬、総合感冒薬	アスピリン／アセトアミノフェン／イソプロピルアンチピリン／イブプロフェン／エテンザミド／サリチルアミド／ロキソプロフェン
	便秘治療薬	カサンスラノール／ダイオウ
	ビタミン剤	ビタミンA
	胃腸薬、鼻炎用内服薬、痔疾患治療薬、鎮うん（めまい防止）薬	ロートエキス
授乳中の人	解熱鎮痛薬、総合感冒薬	アスピリン／カフェイン
	鎮咳去痰薬	アミノフィリン／アンブロキソール／カフェイン／クレマスチン／コデインリン酸塩／ジヒドロコデインリン酸塩／ジフェンヒドラミン／テオフィリン
	胃腸薬	シメチジン／チメピジウム／ニザチジン／ピレンゼピン／ファモチジン／ブチルスコポラミン／メチルベナクチジウム／ラニチジン／ロートエキス／ロキサチジン
	便秘治療薬	センナ・センノシド／ダイオウ
	痔疾患治療薬	乾燥硫酸アルミニウム-カリウム／ジフェンヒドラミン／センナ・センノシド／メチルエフェドリン／ロートエキス
	点鼻薬、鼻炎用内服薬	ケトチフェンフマル酸塩／メキタジン
	湿疹、皮膚炎治療薬	エフェナマート／ステロイド含有／ブフェキサマク
	水虫治療薬	イトラコナゾール／テルビナフィン
	乗り物酔い予防薬	ジフェンヒドラミン／テオフィリン
	歯科・口腔用剤	アシクロビル
	眠気防止剤／ドリンク剤	カフェイン
	うおの目用薬など	サリチル酸
	催眠鎮静薬	ジフェンヒドラミン
	強心薬／排尿障害改善薬など	ダイオウ
	禁煙補助剤	ニコチン
	眼科用薬	プラノプロフェン
	発毛用薬	ミノキシジル
	虫さされ用薬など	メキタジン
小児	解熱鎮痛薬	アスピリン／エテンザミド／カフェイン／サリチルアミド／ロキソプロフェン
	総合感冒薬	アスピリン
	鎮咳去痰薬	テオフィリン／コデインリン酸塩／ジヒドロコデインリン酸塩
	胃腸薬	H_2受容体拮抗薬／アミノ安息香酸エチル
	整腸、止瀉薬	ロートエキス／ロペラミド塩酸塩／ビスマス製剤
	外用消炎鎮痛剤	インドメタシン／ケトプロフェン／ピロキシカム／フェルビナク
	歯科・口腔用剤	トローチ及びパッチ型の口内炎用薬
	湿疹・皮膚炎治療薬	クロタミトン
	催眠鎮痛薬	ジフェンヒドラミン塩酸塩
	乗り物酔い予防薬	プロメタジン塩酸塩／アミノ安息香酸エチル
	虫除け薬	ディート
高齢者（65歳以上）	解熱鎮痛薬、総合感冒薬	アスピリン／イブプロフェン／エテンザミド／サリチルアミド／ロキソプロフェン
	胃腸薬（腎機能が低下している場合や80歳以上）	H_2受容体拮抗薬／抗コリン薬
	整腸、止瀉薬	ロートエキス
	痔疾患治療薬	抗ヒスタミン薬／ロートエキス
	湿疹・皮膚炎治療薬	内服用抗ヒスタミン薬
	眠気防止薬	生理機能低下にともない量に注意
	強心薬	生理機能低下にともない減量
	禁煙補助剤	飲み合わせに注意
	排尿障害改善薬	生理機能低下にともない減量
	漢方製剤	小柴胡湯／マオウ／カンゾウ

肩こり・腰痛の薬

肩こり・腰痛には消炎鎮痛薬を

肩こりは多くの人が悩む痛みの症状です。長時間同じ姿勢を続けていることや、パソコンやスマートフォンなどの使用による眼精疲労により、肩から首周辺の筋肉が緊張して痛みを感じます。腰痛は腰椎と呼ばれる腰の骨に負担がかかったり、何らかの障害が起こるために発症します。生活習慣や精神不安、ストレスなどによって腰痛が起こることもあり、原因の特定はなかなか難しいようです。

肩こりも腰痛も、痛みを感じるメカニズムは頭痛や歯痛と同じですが、内服薬だけでなく、肌に直接塗ったり貼ったりする外用薬も多く用いられます。外用薬は成分が皮膚を通して吸収されるため、痛みや炎症がある部分に直接効くというメリットがあります。皮膚に貼りつけておけるので、成分の作用が長時間続きます。

外用の消炎鎮痛薬は、炎症を抑えて痛みを鎮める成分のほか、抗ヒスタミン成分や血行促進成分も含み、スポーツによる筋肉痛や関節痛、打撲や捻挫にも効果があります。

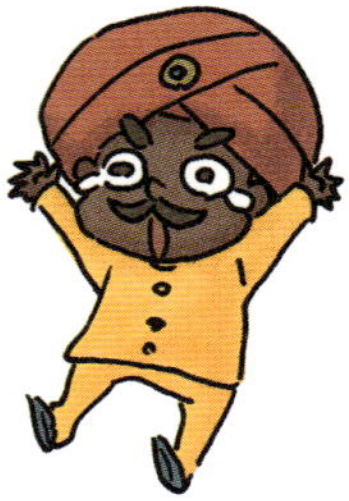

インドメタシン氏
非ステロイド性抗炎症薬の一つで、インドではなくアメリカ生まれだ。

貼るタイプ

ハリックス55ID温感H【ライオン】インドメタシン、トウガラシエキス配合
貼るアクテージミニ【武田】インドメタシン配合。粘着力を高めた含水ジェルプラスター採用
サロンパスEX【久光】インドメタシン3.5%配合
のびのびサロンシップF（フィット）【久光】はがれにくくて、ひんやり長持ち
フェイタスZαジクサス【久光】フェルビナク配合
ナボリン フェルビナク70【エーザイ】フェルビナク配合

塗るタイプ

バンテリンコーワゲルLT【興和】インドメタシンが筋肉や関節の深部にまで浸透
ニューアンメルツヨコヨコA【小林製薬】消炎鎮痛成分、血行促進成分を配合

インドメタシン氏

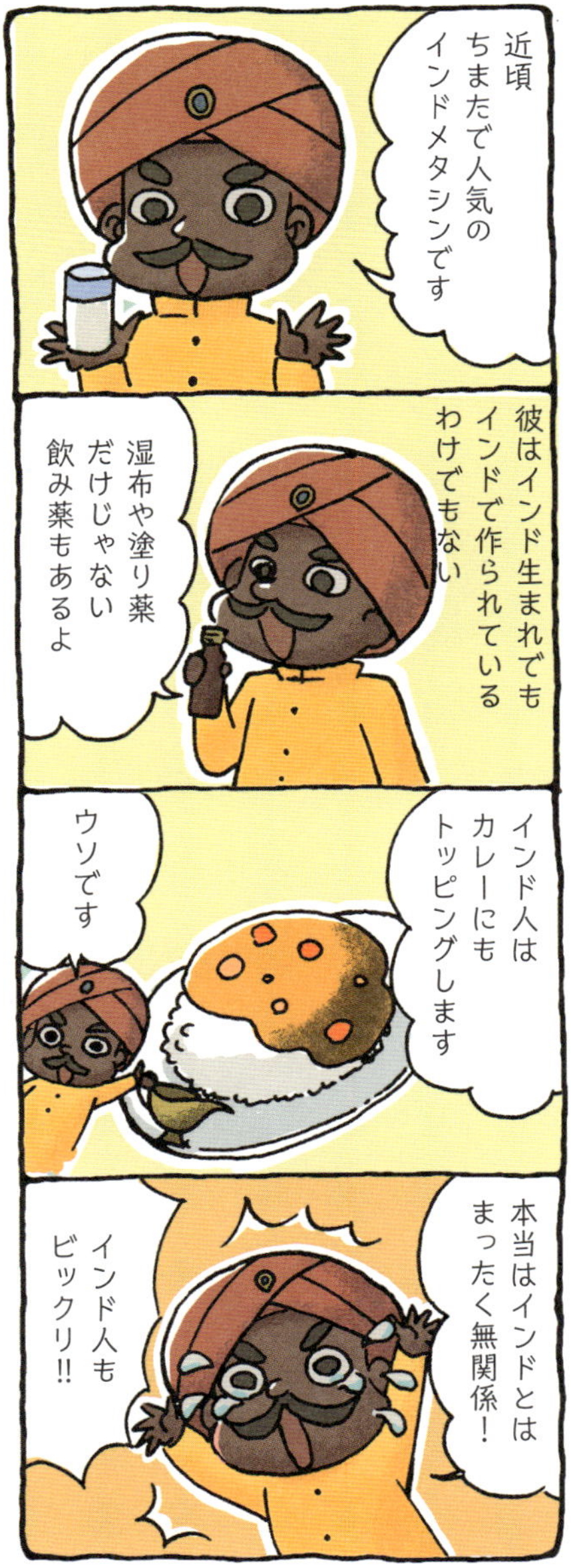
近頃
ちまたで人気の
インドメタシンです
彼はインド生まれでも
インドで作られている
わけでもない
湿布や塗り薬
だけじゃない
飲み薬もあるよ
インド人は
カレーにも
トッピングします
ウソです
本当はインドとは
まったく無関係！
インド人も
ビックリ!!

どんな薬がよいの?

消炎鎮痛成分は**サリチル酸メチル**や**非ステロイド性抗炎症薬（NSAIDs）**などを使用しています。おもな成分名は、**インドメタシン**、**ケトプロフェン**、**フェルビナク**、**ジクロフェナク**、**ピロキシカム**など。血行促進成分には**トウガラシエキス**、清涼感を与える冷感成分には**ℓ-メントール**や**ハッカ油**などを、さらに抗炎症成分や、貼り薬のかぶれをやわらげる抗ヒスタミン成分なども組み合わせてあります。漢方由来の生薬を配合しているものもあります。

内服

コリホグス【小林製薬】筋肉をゆるめて肩こりをほぐす

独活葛根湯エキス錠クラシエ【クラシエ】水分代謝をよくし、首や肩のこわばりをほぐす

外用消炎鎮痛薬の剤形（種類）と特徴

軟　　膏	マッサージしながらすり込む。 傷がある場合も使用可能	べたつき感が あるものも
クリーム	マッサージしながらすり込む。 傷がある場合は使用しない	べたつき感は少ない
ゲ　　ル	水分が多く、ゼリー状。 急性の強い痛みに	伸びがよく、 使用感は少ない
エアゾール	圧力で噴射。 冷却効果が期待できる	速乾性あり、 衣類を汚さない
ローション	液状で、冷却効果が期待できる	広範囲に使え、 毛のある部分も OK
スプレー	冷却効果が期待できる。 スポーツ時の応急処置にも	広範囲に使える。 サラサラタイプも
パップ	不織布に薬剤を厚く塗ったもので、 いわゆる湿布剤。冷却効果があり、 よく浸透するので急性時に	はがれやすいけれど、 かぶれにくい
プラスター	アクリル樹脂系テープに薬剤を薄く 塗ったもので、おもに心臓疾患に 使われる。冷却効果はあまりない	かぶれやすい

＊四十肩や五十肩といわれる肩の痛みは「肩関節周囲炎」。一般的な肩こりとは違います。老化にともなって血液循環が悪化すると、肩の周辺筋肉が炎症を起こし、肩の可動域が狭くなって、動かしたときに激痛が走るのだと考えられています。

＊筋肉の緊張をゆるめ、血行を促進するため、簡単な体操をしたり、入浴で体をあたためたりすると、肩や腰の痛みが改善される場合もあります。

副作用

非ステロイド性抗炎症成分による副作用として胃腸障害やじんましん、呼吸困難などが知られています（p53）。外用薬の場合は、貼った部分に赤みや発疹、かゆみといった接触性皮膚炎の症状が見られることがあります。また、患部に光が当たると、かゆみやはれ、発疹が生じることがあります（光線過敏症）。

パッケージの表記

市販の薬（OTC 医薬品）の購入時には、薬の外箱（パッケージ）に書かれた情報（外箱情報）と自分の体質・症状が合っていることを必ず確認することが重要です。わかりにくいところは、薬の専門家（薬剤師・登録販売者）に確認しましょう。

パッケージ・表

商品名

印象的な名前が多くあります。

製造会社名

OTC 薬の分類

リスクの程度に応じて、第1類医薬品、第2類医薬品又は第3類医薬品のいずれかに分類され、表示されています。

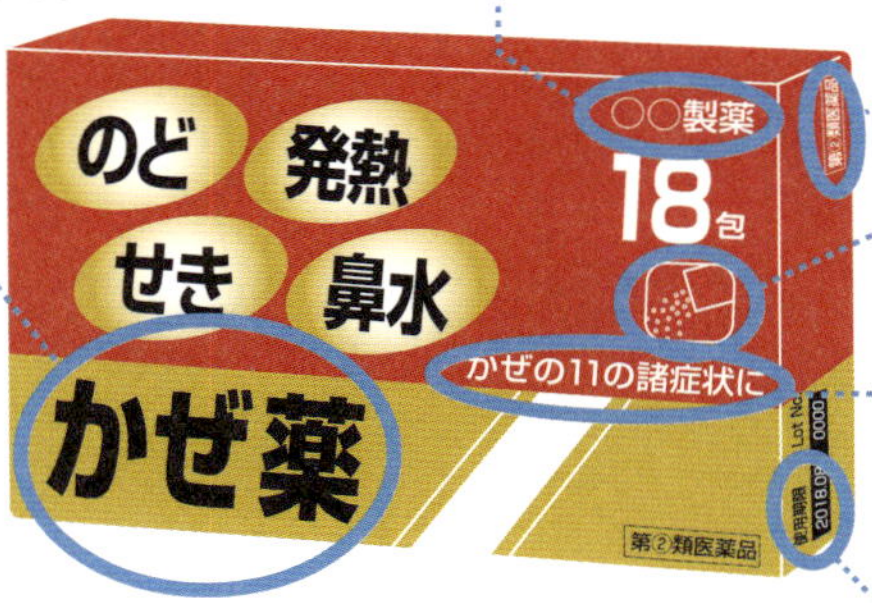

形状、用法・用量など

効果などの特徴、宣伝コピー

医薬品の使用期限

パッケージ・裏

※箱の中に入っている添付文章をよく読んで使用することが大切。副作用なども詳しく書かれています。

用法・用量

使用してもよい年齢と量、いつ使用するのかなど。

効能・効果

薬に適した症状。

注意

使用してはいけない人やしてはいけないこと、相談が必要な人などの注意事項、保管方法など。

成分・分量

成分名と1日分を使用したときの成分量（ここでは15歳以上）。
成分表記の順番には特に決まりはありません。

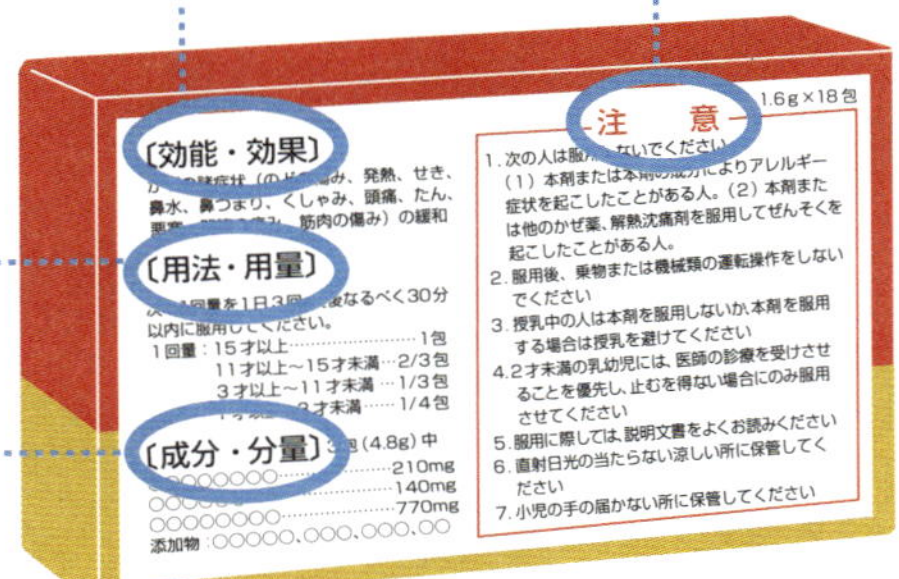

column

「第〇類医薬品」って何？

薬局や薬店（ドラッグストア）で買える薬が「一般用医薬品」です。同じ棚に並んでいても、「第一類医薬品、医薬部外品」などと、いくつかに分類され、必ずパッケージに表記されています。それぞれに、薬の効果、副作用の強さなどに差があります。安全に利用できるように、不明な点は専門家（薬剤師・登録販売者）に相談しましょう。

分類	リスク区分	副作用、相互作用など安全性上の注意について
OTC医薬品	要指導医薬品	医療用に準じた医薬品。一般用になって間もなく、処方箋なしで使用するリスクが不確定なものや、劇薬などがある。
	第１類医薬品	一般用医薬品として使用された経験が少ないなど、安全性上特に注意を要し、薬剤師のサポートが必要とされるもの。
	第２類医薬品 指定第２類医薬品	薬剤師か登録販売者により販売できる。かぜ薬・解熱鎮痛薬・水虫薬・痔疾用薬など。第２類医薬品のうち、特に注意を要するものが指定第２類医薬品。
	第３類医薬品	商品説明の制限がなく、コンビニや通販も出来る。安全・健康上のリスクが比較的低い医薬品。
医薬部外品	指定医薬部外品 医薬部外品	医薬品ではないが、医薬品に準ずるもの。人体への作用が緩和で、安全性上特に問題がないもの。効果・効能が認められた成分は配合されているが、だれにでもその効果・効能が必ず認められるというものではない。
化粧品	化粧品	医薬部外品よりもさらに成分の効果がおだやか。人の体を清潔にすること、美しさと魅力を増して肌や毛を健やかにすることが重視されている。体に塗ったり、ふりかける目的で使用されるものが化粧品。
食品	特定保健用食品（略称「トクホ」）	高コレステロール血症や高血圧などのリスクを低減させる保健の効果を表示できる。
	栄養機能食品	国が定めた表現によって栄養素の機能を表示（一日あたりの摂取目安量に含まれる当該栄養成分量が定められた上・下限値の範囲内にある必要があるほか、栄養機能表示だけでなく注意喚起表示等も表示する必要がある）。
	機能性表示食品	事業者の責任において、科学的根拠に基づいた機能性を表示した食品。
	一般食品（「健康食品」含む）	原材料、添加物などの表記だけでなく、届け出により機能性の表示ができる。

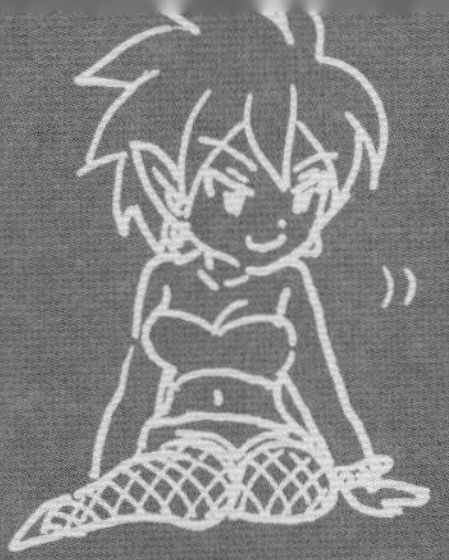
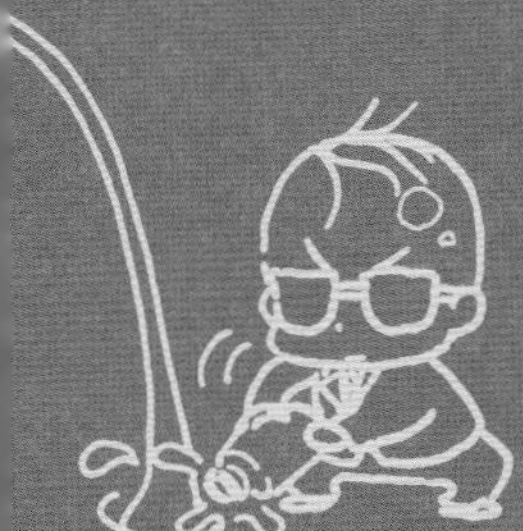

4章 皮膚と粘膜の薬

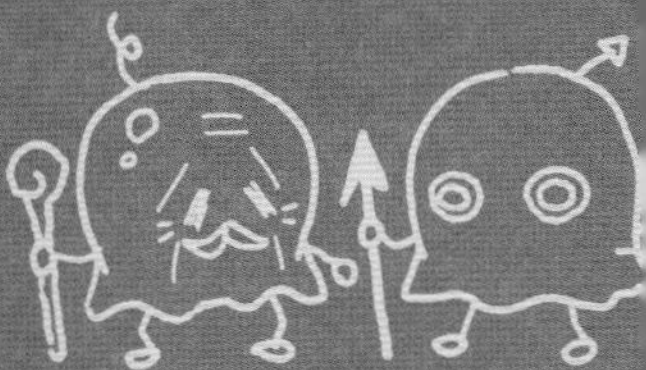
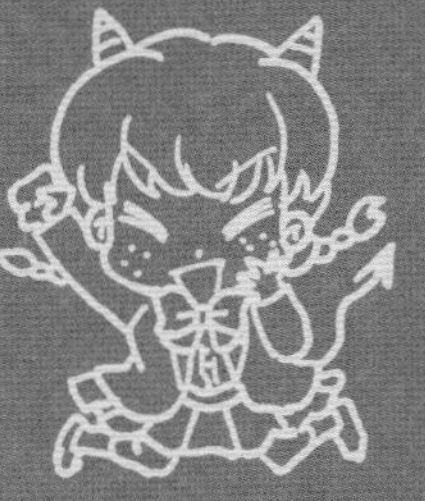
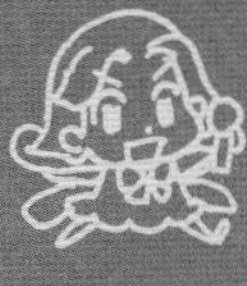
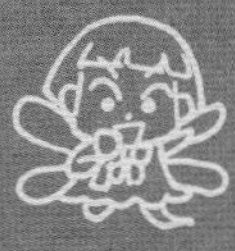
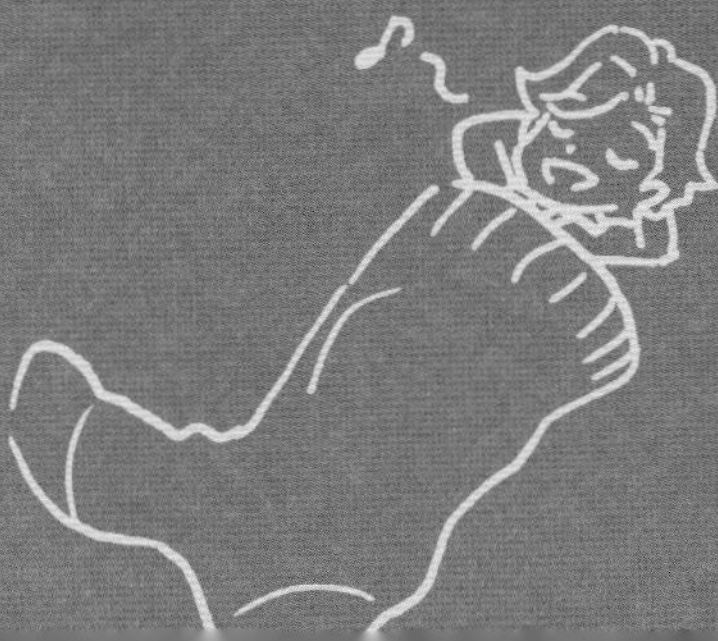

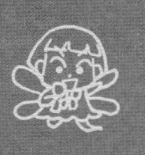

皮膚の構造と働き

皮膚は身体の全表面をおおっていて、外部の刺激をとらえるとともに、その刺激から体内の組織を守る働きをしています。また、汗をかいたり、毛穴をきゅっと閉じたりすることによって、体温の調節を行っています。

皮膚は、表皮、真皮、皮下組織の3つの層からできています。一番外側にあるのが表皮で、その厚みは0.1～0.2㎜。表皮にある基底層という部分では常に新しい細胞が作られ、その細胞はどんどん上に移動していき、一番上の角質層まで届くと、やがて垢となってはがれ落ちます。新旧の細胞が入れ替わる周期は約28日間です。

表皮の下にある真皮は表皮よりも厚みがあり、コラーゲンからなる膠原線維《こうげんせんい》とエラスチンからなる弾性線維《だんせいせんい》が張り巡らされた中にゼリー状の物質が詰まっています。真皮には毛細血管や汗腺、皮脂腺、神経細胞があります。

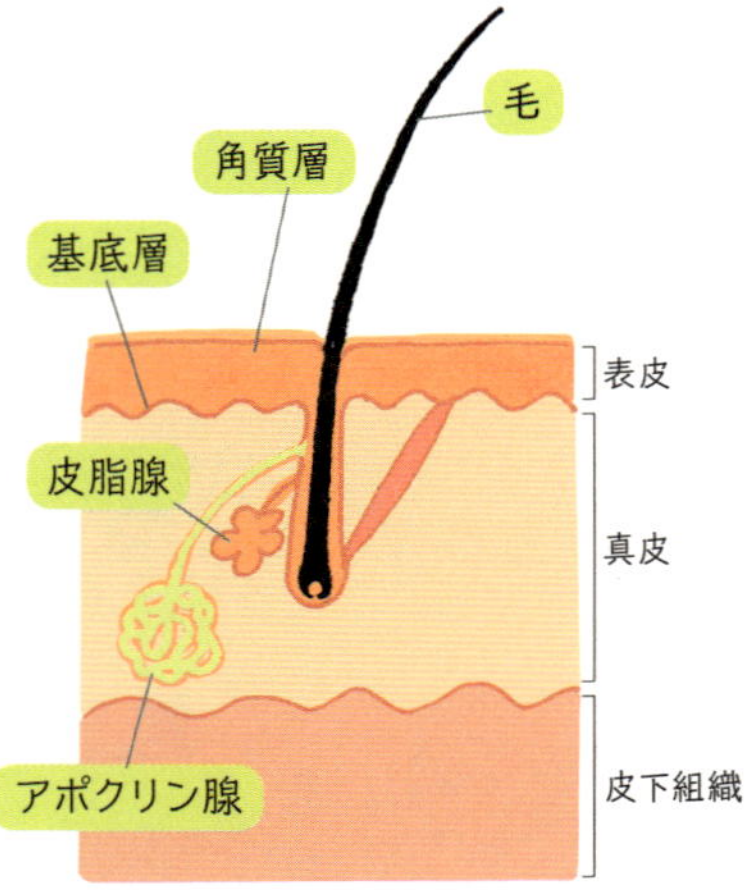

ステロイド剤の正しい使い方と副作用について

ステロイド剤には効きめのおだやかなものから強いものまであり、弱＝weak→中等度＝medium→強力＝strong→かなり強力＝very strong→最強＝strongestと区分されています。どの強さのものをどれくらい使用するかという判断はとても重要なので、薬剤師や医師のアドバイスのもと、安心して選びたいものです。

外用ステロイド剤を使用するときは清潔な指で少量とって、患部にうすくのばし、べたつかなくなるまでやさしくすり込みます。厚塗りするとかえって薬にかぶれてしまうこともあるので、注意します。使用方法や期間については、必ず説明書の指示に従いましょう。

ステロイド剤を長期にわたって使用すると、皮膚の萎縮や赤み、色素沈着などの症

皮膚の病気の原因は？

肌は常に外界に触れている部分なので、日光、金属、植物、動物、昆虫、化粧品、洗剤、ほこり等、身のまわりにあるいろいろな要因で皮膚の炎症や湿疹が現れます。ふだんは何ともないものでも、皮膚のバリア機能が下がってくると湿疹などの反応が出ることもあります。そのほか、ストレス由来のものや内臓疾患が原因の場合もあります。

どんな薬がよいの？

皮膚疾患の薬には、かゆみや痛みを鎮める成分、炎症を抑える成分、殺菌・消毒成分、血行促進成分、冷感成分、保湿成分などを組み合わせて処方してあります。

かゆみや痛みを抑えるには、**リドカイン**などの局所麻酔成分が使われます。かゆみ成分であるヒスタミンを抑える抗ヒスタミン成分には**クロルフェニラミンマレイン酸塩**や**ジフェンヒドラミン塩酸塩**などがあり、さらに強い作用がある副腎皮質ステロイド成分が配合されているものもあります。ステロイド剤は効きめが高いですが、子どもや皮膚の弱い部分への使用、また長期間の使用には注意が必要です。

皮膚の薬には軟膏、クリーム、ローションといった種類（剤形）があり、患部の場所と症状によって使い分けられています。

状が現れるだけでなく、免疫力が下がって感染症にかかりやすくなります。副作用と思われる症状が出たら、すぐに医療機関を受診しましょう。

湿疹・かぶれの薬

金属や植物、化学物質などの刺激によって現れる皮膚の反応

湿疹には強いかゆみがあり、初めに赤い斑点が現れ、それがふくらむと水ぶくれになり、やがてかさぶたになってはがれ落ちて治ります。かゆみに任せてかいてしまうと、症状がおさまらずに繰り返してしまい、慢性湿疹になってしまいます。皮膚を清潔にし、なるべく早めに外用薬を塗って、炎症が広がらないように努めましょう（化膿してしまった場合はｐ72の化膿性皮膚炎の薬を参照のこと）。

かぶれ（接触性皮膚炎）とは、植物や虫、洗剤などの身近なものに直接触れたことが原因で、接触した部分に赤いぶつぶつ（紅斑）や水ぶくれ（水疱）ができる疾患です。主婦の手湿疹（ｐ80）や、赤ちゃんのおむつかぶれも接触性皮膚炎の症状です。

特定の異物が体内に入ったとき、免疫機能が過剰に反応して、かゆみ成分を分泌するのがアレルギー反応ですが、それが皮膚に現れたのが、アレルギー性皮膚炎です。アレルギー性皮膚炎を起こさないためには、原因となる物質（アレルゲン）を特定し、取り込まないよう排除することと、肌の潤いを保って、肌のバリア機能を

ステロイド含有外用薬

ベトネベートクリームＳ【第一三共】

フルコートｆ【田辺三菱】フルオシノロンアセトニド配合

ロバックHi【武田】

リビメックスコーワ軟膏【興和】

オイラックスPZリペア軟膏【第一三共】皮膚の組織修復成分を含む6種類の有効成分を配合

シオノギPV軟膏【塩野義】

非ステロイド含有外用薬

ロバックU【武田】

エピアマートＳ【杏林】

エンクロン UF クリーム EX【資生堂薬品】

トレンタムクリーム【佐藤】

ラナケインＳ【小林製薬】

ポリベビー【佐藤】お肌にやさしい軟膏

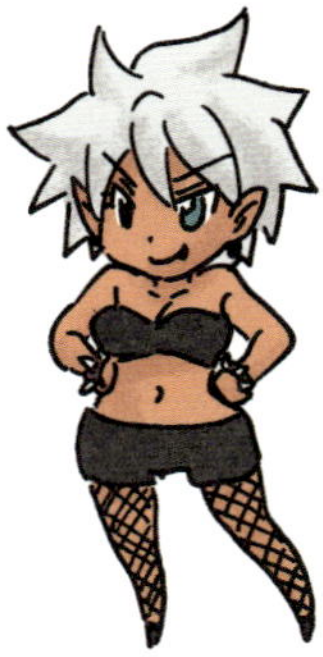

ステロイドちゃん

かゆみが消えてス～ッと天国へ、でもそれは使っているときだけ…。

高めることが大切です。

どんな薬がよいの？

かゆみがある場合は抗ヒスタミン成分を、はれなどの炎症がある場合は**グリチルレチン酸**や**ブフェキサマク**などの非ステロイド性抗炎症成分を配合したものを選びましょう。ぶり返して続くかゆみには、**プレドニゾン**や**ヒドロコルチゾン**などの副腎皮質ステロイド剤が配合されたものがよいでしょう。ステロイド剤には弱いものから強いものまであります。また、殺菌消毒成分、皮膚の修復促進成分、清涼感を与える成分が配合されているものも数多くあります。

副作用

抗ヒスタミン成分の副作用についてはｐ24を、副腎皮質ステロイド剤の副作用についてはｐ62を参照してください。

ステロイドちゃん

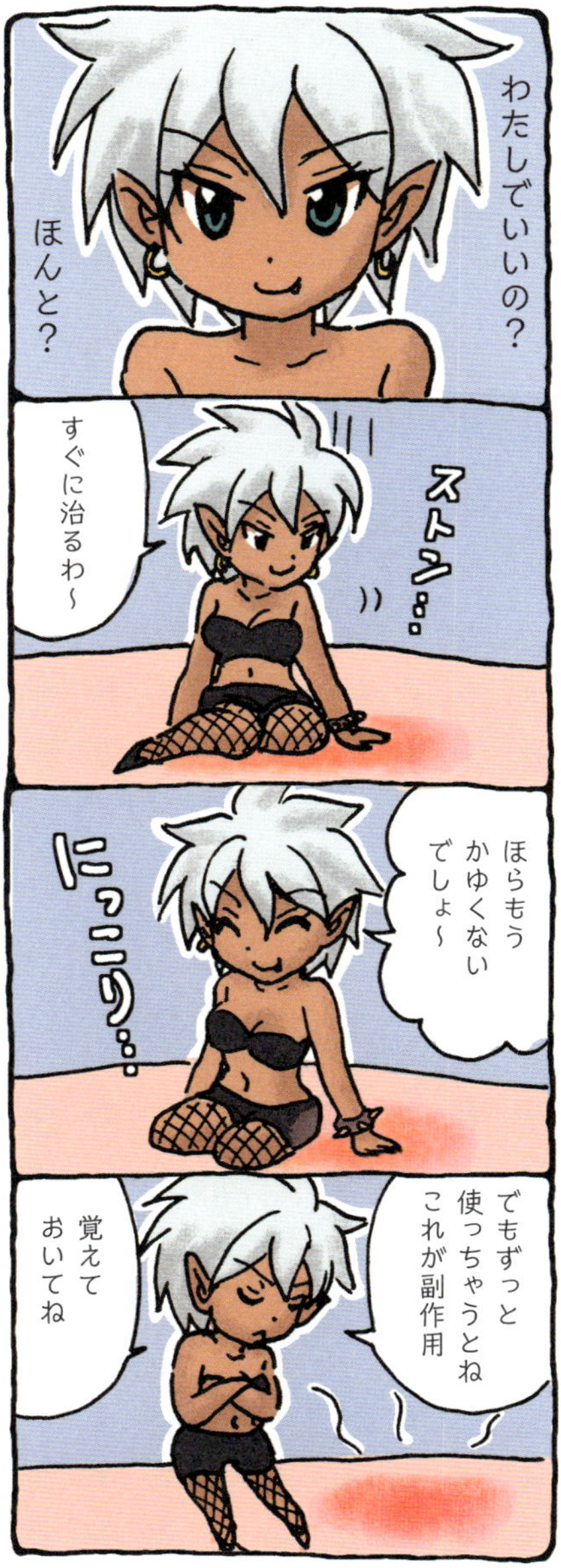
わたしでいいの？
ほんと？
すぐに治るわ〜
ストン…
ほらもう かゆくない でしょ〜
にっこり…
でもずっと 使っちゃうとね これが副作用
覚えて おいてね

殺菌・消毒薬

皮膚が傷ついたらまず水洗い↓殺菌消毒

外部から細菌が侵入するのを防いでいる皮膚が、**切り傷やすり傷で傷つく**と、**血液やリンパ液などの体液が体外へ漏れてしまう**だけでなく、そこからの**細菌による感染が心配**されます。感染を予防し、傷が化膿しないようにするためには、**すぐに殺菌消毒**を行いましょう。

出血、はれ、かゆみ、痛みなど、それぞれの症状に対応した薬を選びます。必ず流水で傷口を洗い流してから、薬を使いましょう。ただし、5～6日ほど使用しても改善が見られない場合や、傷口が化膿した場合、万一、動物に噛まれた場合は、すぐに必ず医療機関を受診しましょう。

どんな薬がよいの？

傷口の殺菌消毒には**オキシドール（過酸化水素水）**や**消毒用エタノール**、**ヨードチンキ**などが昔から使われてきましたが、これらは粘膜や目のまわりには使用できません。また、場合によってはアレルギー反応を起こすこともあるので、注意が必要です。**アクリノール**や**ベンザルコニウム**などの殺菌消毒成分を含んだ外用薬が一

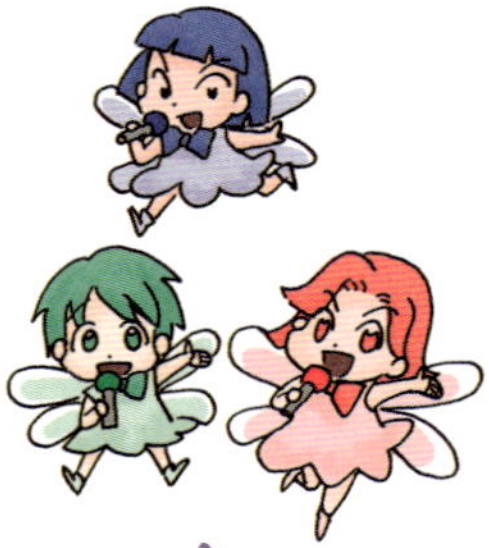

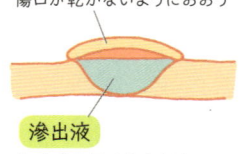

サッキンズ

昭和の傷薬トリオ。一家にひと箱、救急箱の最強レギュラーだった。

湿潤治療について

傷口からにじみ出る滲出液に細胞を再生する成分が含まれていることがわかり、傷をおおって滲出液を傷口に保っておくほうが早く治ると考えられるようになりました。これが湿潤治療です。

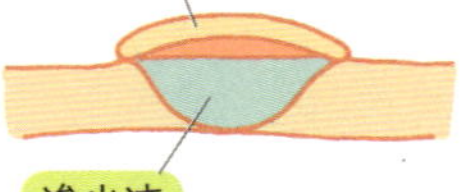
傷口が乾かないようにおおう
滲出液
細胞成長因子を含む液

サッキンズ

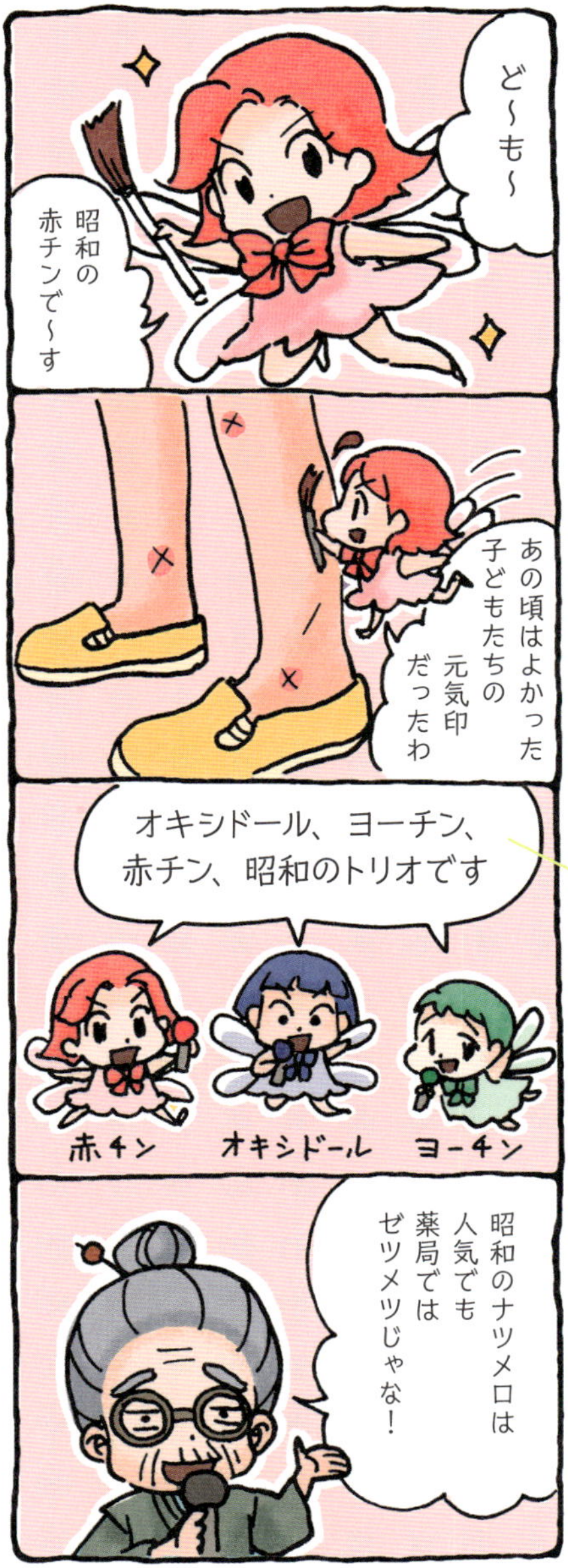
ど〜も〜
昭和の赤チンで〜す
あの頃はよかった
子どもたちの元気印だったわ
オキシドール、ヨーチン、赤チン、昭和のトリオです
赤チン
オキシドール
ヨーチン
昭和のナツメロは人気でも薬局ではゼツメツじゃな！

般的です。最近では、湿潤治療が普及しています。

痛みがある場合は**リドカイン塩酸塩**などの局所麻酔成分が含まれるものを選びますが、接触性皮膚炎を発症したら、ただちに使用を中止しましょう。出血を抑えたい場合は**エフェドリン塩酸塩**などの局所止血成分があるものを、かゆみがある場合は抗ヒスタミン成分を含んだものを選択しましょう。

浅い傷に貼る救急絆創膏は、ガーゼ部分に殺菌消毒成分をしみ込ませたものです。

赤チンは、製造工程で水銀が発生するため、1973年に国内での生産が中止されました。

ニッポーキズ消毒薬【日邦】
キズリバエースα　泡タイプ【共立薬工】
マキロンS【第一三共】
トフメルA【三宝】
新キズドライ【小林製薬】すり傷・切り傷をサラサラにして殺菌・消毒
明治きず薬【Meiji】ポピドンヨードが広い範囲の微生物をすばやく殺菌・消毒

虫さされの薬

かゆみの原因物質が分泌される

蚊、ノミ、ハチ、ブヨ、毛虫、アブ、アリ、さらにダニ（節足動物）などにさされると、虫の毒液が体内に入ってアレルギー反応を起こし、ヒスタミンなどのかゆみ物質が分泌されるため、かゆみが発生します。症状は虫の種類やさされた人の年齢、体質によってさまざまです。

蚊にさされるとさされたところが赤くふくれ、かゆみが現れますが、しばらくするとかゆみは消えてしまいます。このようにさされた直後にかゆくなるのが即時型反応です。しかし、さされて1〜2日後にかゆくなる遅延型反応もあり、これは赤ちゃんや乳児によく見られる反応です。最近ふえているのが、ダニによる被害です。皮膚のやわらかい部分を好んでさし、赤くはれると同時に強いかゆみが数日続きます。ダニは種類が多く、アトピー性皮膚炎や喘息の原因の一つでもあるので、こまめな掃除で身のまわりを清潔にしておきましょう。また、猛毒のハチにさされた場合は、すぐに医療機関で手当を受けてください。

副作用

皮膚炎用の外用薬全般で、赤みや刺激といった副作用が起こる場合があります。抗ヒスタミン成分の副作用についてはp24を、副腎皮質ステロイド剤の副作用についてはp62を参照してください。

ステロイド成分なし抗ヒスタミン成分あり

サフナイン・ラブ【近畿】
ムヒS【池田模範堂】
キンカン【金冠堂】
新ウナコーワクール【興和】

ステロイド成分あり抗ヒスタミン成分あり

ペレトンアルファ【日邦】
マキロンパッチエース【第一三共】かきこわしを防ぐパッチ式
近江兄弟社メンタームペンソールSP【近江兄弟社】
ムヒアルファＳII【池田模範堂】
アレルギールSK【第一三共】

どんな薬がよいの？

かゆみを抑えるジフェンヒドラミン塩酸塩などの抗ヒスタミン成分を含むものがあります。強いかゆみには、ジブカインやリドカインなどの局所麻酔成分、はれには抗炎症成分、また清涼感でかゆみを緩和する成分が配合されているものを選択しましょう。

さらに炎症が強く、激しいかゆみがある場合には、プレドニゾロン酢酸エステルやデキサメタゾン酢酸エステルなどの副腎皮質ステロイド剤が配合されているものを選びましょう。

蚊アレルギー

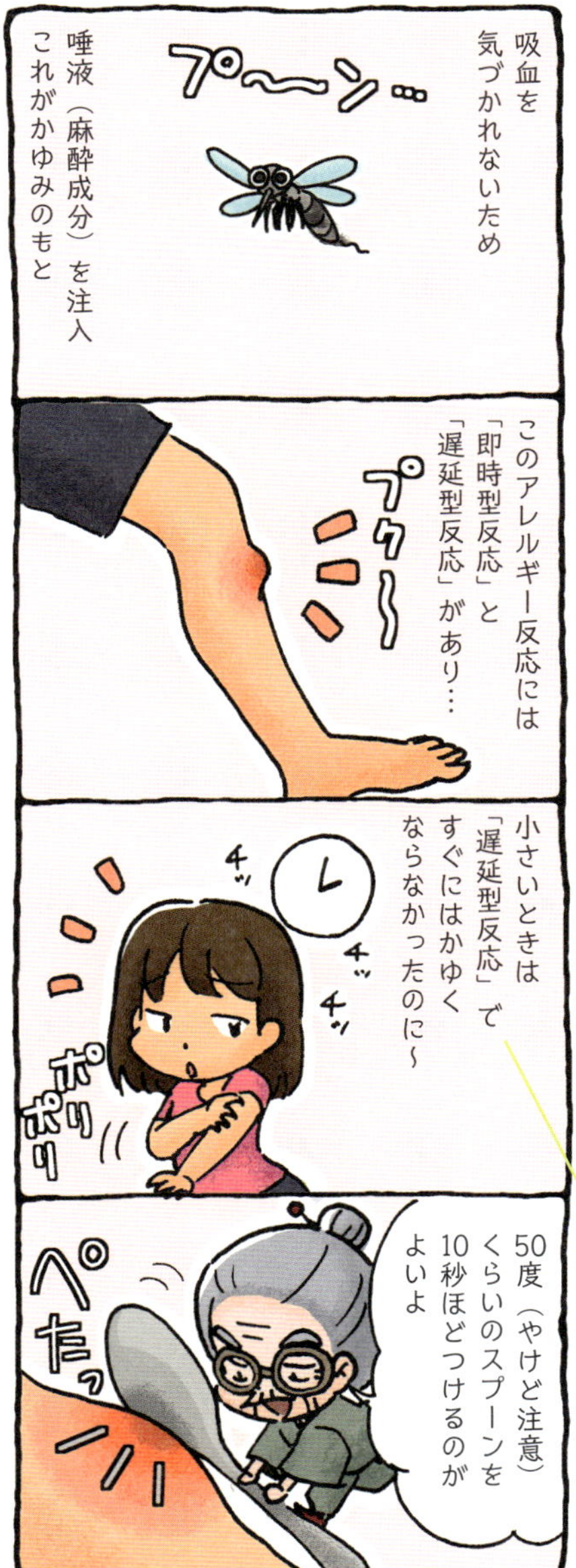
吸血を気づかれないため
プ〜〜ン…
唾液（麻酔成分）を注入
これがかゆみのもと
このアレルギー反応には「即時型反応」と「遅延型反応」があり…
プク〜
小さいときは「遅延型反応」ですぐにはかゆくならなかったのに〜
チッ
チッ
チッ
ポリポリ
50度（やけど注意）くらいのスプーンを10秒ほどつけるのがよいよ
ぺたっ

乳幼児期は「遅延型反応」、幼児期から青年期はどちらの反応も起こり、青年期から壮年期では「即時型反応」になるようです。

にきびの薬

思春期にきびはホルモンのアンバランスが原因

にきびは思春期にホルモンのバランスが変化することによって起こります。皮脂の分泌が過剰になると、毛穴のまわりの皮膚がかたくなって毛穴をふさいでしまいます。毛穴の中に溜まった皮脂で、アクネ菌やブドウ球菌などの常在菌が増殖して炎症を起こし、化膿したものがにきびです。

大人になってから発症するにきびは、ストレスやホルモンバランスの変化、アルコールのとりすぎや喫煙、不規則な生活などが原因です。

にきび対策の基本はこまめに洗顔すること。皮脂を洗い流し、細菌を繁殖させないようにします。食生活の偏りもにきびの原因となるので、脂肪や糖分が多いもののとりすぎに注意し、便秘にならないように食物繊維を多く含む食品をとりましょう。

どんな薬がよいの？

角化した皮膚をやわらかくし、中に溜まった皮脂を分解する**イオウ**や**レゾルシン**、**サリチル酸**などを含み、それに炎症を抑える成分を配合したものがにきび治療

アンナザルベ・エース【エスエス】
メンソレータムアクネス ニキビ治療薬【ロート】
クレアラシル　ニキビ治療薬クリーム 白色タイプ【レキットベンキーザー】
ビフナイトn ニキビ治療薬【小林製薬】
ピンプリット にきび治療薬C【資生堂薬品】
近江兄弟社メンタームアクネローション【近江兄弟社】
ペアアクネクリームW【ライオン】
エバユースにきび薬【第一三共】
フレッシングアクネクリーム【久光】

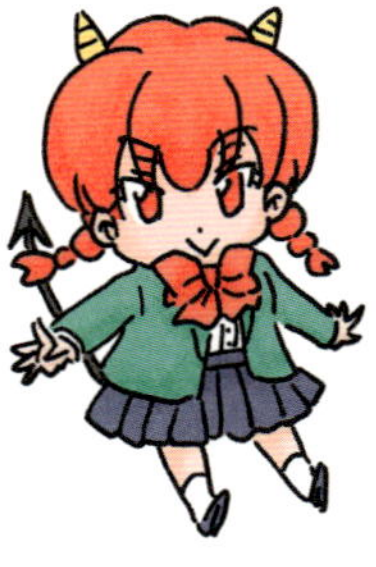

アクネちゃん
だれの肌にも住んでいる菌。皮脂が大好物で、悪玉アクネ菌はトラブルのもとだぞ。

薬の基本です。そのほか、血行促進成分を含むものもあります。副作用として、発疹や赤み、かゆみが起こることがあります。また、イオウ成分の長期使用は皮膚の乾燥を促します。

漢方処方では、**荊芥連翹湯**《けいがいれんぎょうとう》や**清上防風湯**《せいじょうぼうふうとう》といった内服薬や、生薬のヨクイニン（ハトムギ）を配合したものもあります。

白にきび、黒にきび、赤にきび

まだ炎症が起きていない初期の段階で、毛穴が閉じている状態が白にきび、毛穴が開いてそこに古い角質や皮脂が詰まっているのが黒にきびです。悪化して炎症を起こし、中心が白く周囲が赤く盛り上がったのが赤にきび。赤にきびには、かゆみや痛みがある場合もあります。

アクネちゃん

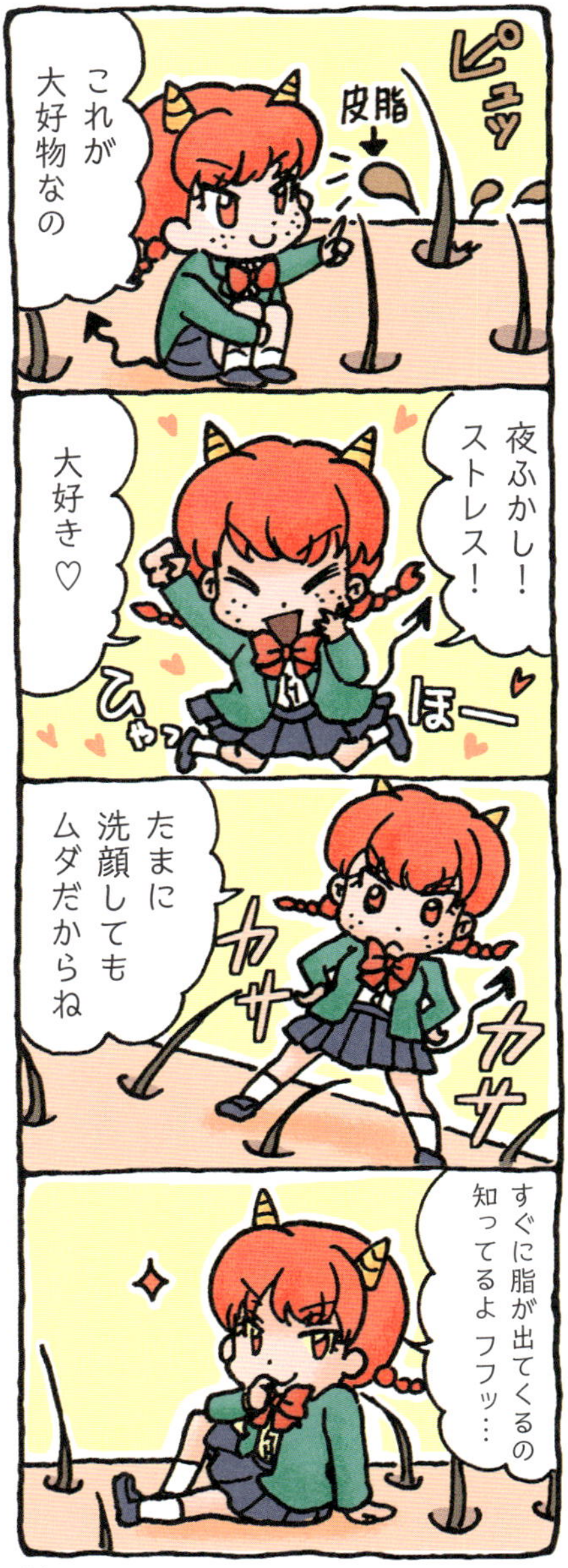
ピュッ
皮脂
これが大好物なの
夜ふかし！ストレス！
大好き♡
ほー
ひゃっ
たまに洗顔してもムダだからね
カサ
カサ
すぐに脂が出てくるの知ってるよ フフッ…

化膿性皮膚炎の薬

患部が化膿したら抗生物質を

虫さされや湿疹をかきむしって患部がじゅくじゅくしたり、うみが出ていたら、化膿しています。患部にブドウ球菌や連鎖球菌といった細菌が繁殖し、炎症を起こしているのです。すり傷や切り傷が悪化して化膿した場合でも同じです。これらの菌には抗生物質が有効です。

抗生物質は抗菌薬とも呼ばれており、感染症の原因となる細菌を死滅させる、または生育を抑制する物質です。そのため、菌が原因で発症した病気に用いられます。飲み薬として医師に処方されることが多い薬ですが、皮膚炎の治療では外用薬（塗り薬）として市販されています。

化膿性皮膚炎には、おでき、とびひ、毛包炎（毛穴の奥の部分の炎症）などがあり、外傷や、やけどによる皮膚のただれなども合わせて、外用薬を用います。

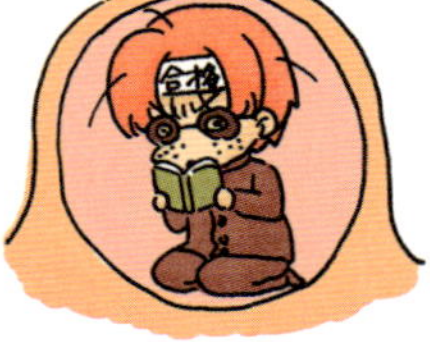

黄色ブドウ球菌くん

ブドウのように並んでいて、鼻の中や皮膚にいるんだぞ。暴れるとかなりやばいバイ菌。

クロマイ-N軟膏【第一三共】3種の抗菌成分を配合
クロロマイセチン軟膏2%A【第一三共】ベタつかない使い心地のよいクリーム剤
テラマイシン軟膏a【武田】2つの抗生物質を配合
ニューマーレン【大正】W殺菌成分がしっかり殺菌
ボルネF【日邦】サルファ剤の殺菌作用で化膿を抑える

どんな薬がよいの？

強い抗炎症作用がある副腎皮質ステロイド成分と、抗菌成分（抗生物質）を配合したものが基本です。殺菌消毒作用がある**サルファ剤**を含んだ薬も使われています。

＊ステロイド剤の副作用についてはｐ62を参照してください。

菌はどんどん強くなります

抗生物質は菌を抑えますが、菌が強くなって耐性を持つようになると、その薬は効かなくなります。そのため、さらに強い抗生物質が登場するという追いかけっこが、薬の世界では続いています。菌の種類も多く、対応する抗生物質の種類や適正量は医師の判断が必要なため、抗生物質を含んだ内服薬は処方箋がないと入手できません。

黄色ブドウ球菌くん

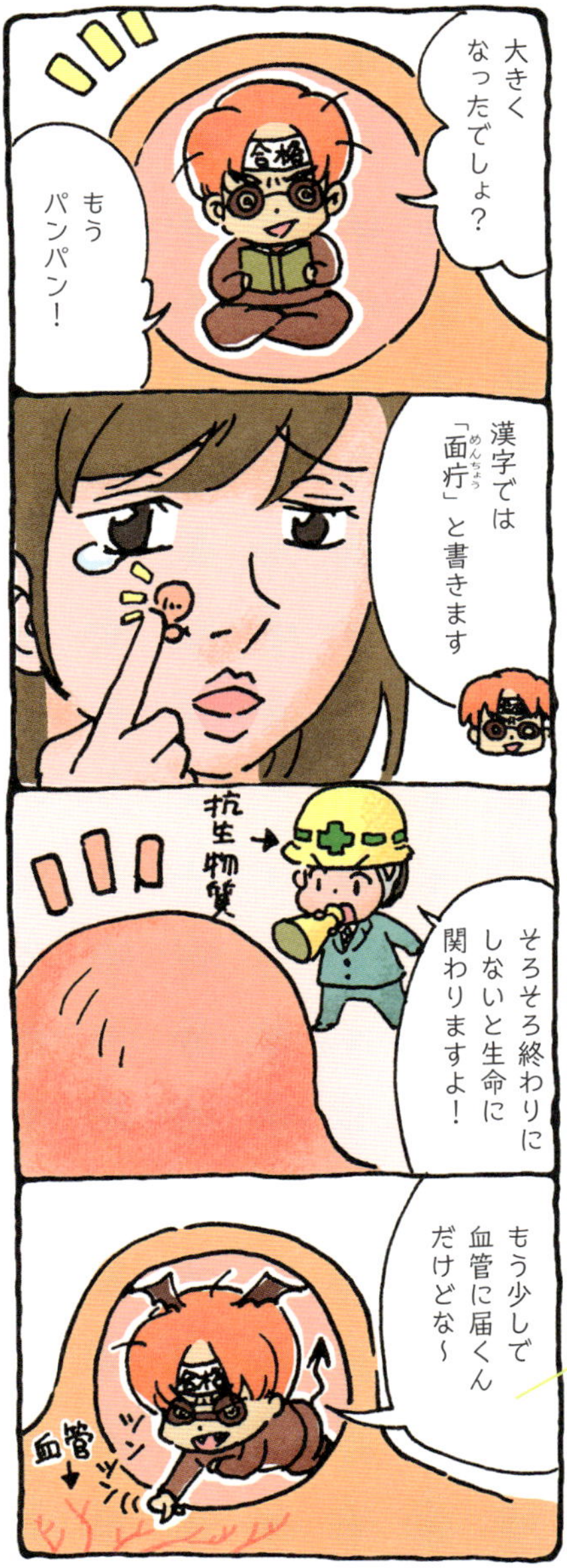

合格
大きくなったでしょ？
もうパンパン！
漢字では「面疔《めんちょう》」と書きます
抗生物質
そろそろ終わりにしないと生命に関わりますよ！
もう少しで血管に届くんだけどな～
合格
ツンツン
血管

水虫の薬

水虫の原因は白癬菌《はくせんきん》というカビ

水虫とは、真菌（カビ）の一種である白癬菌が皮膚に住みつき、かゆみや痛みの症状が起こる皮膚病です。おもに足に感染しますが、手や爪にも発症することがあります。

足水虫には3つのタイプがあります。足指の間がじゅくじゅくし、ふやけて皮がむけるのが「趾間型」、土踏まずのあたりに小さな水疱がたくさんできる「小水疱型」、かかと周辺の皮がかたくなってひび割れ、ボロボロになる「角化型」です。

水虫は白癬菌に感染してはがれ落ちた皮膚が付着することで伝染します。バスマットやスリッパなどを介してうつることが多いので、感染した人と共有する機会があるときは注意しましょう。入浴時は患部をていねいに洗い、よく乾かして清潔に保ちます。入浴できないときも、足をよく洗いましょう。

塗り薬を塗ると、菌の勢いが弱まりますが、症状が軽くなったからといって薬の使用を止めると、すぐにぶり返してしまいます。水虫は治りにくい病気ですが、根気よく治療を続けましょう。

ピロエースWパウダースプレー【第一三共】抗生物質と抗真菌剤、2種類の成分がすぐれた抗白癬菌作用を発揮
タムチンキパウダースプレーc【小林製薬】ジュクジュク水虫に適した水虫薬
ダマリンL【大正】
メンソレータム エクシブ Wクリーム【ロート】
ブテナロックVαエアー【久光】
ピポンエース液7【小林薬工】
コザックコートW【全薬工業】

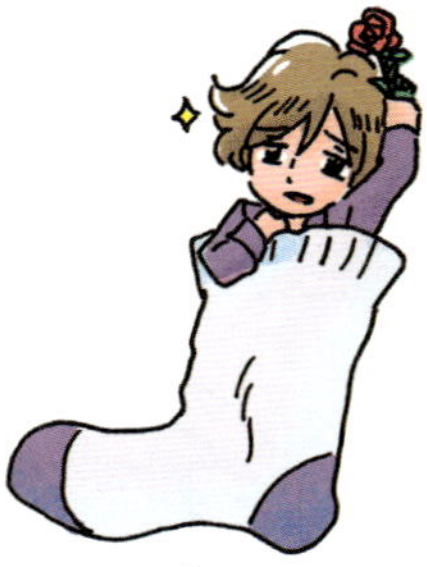

白癬ボーイ
カビ菌の一種だけど、ペットにも住みついちゃうので要注意だぞ。

どんな薬がよいの?

クロトリマゾールや**ミコナゾール**などの抗真菌成分に、かゆみを抑える抗ヒスタミン成分や局所麻酔成分、抗炎症成分、**サリチル酸**や**尿素**といった角質化した皮膚を軟化する成分などが配合されています。

日本人の5人に1人は水虫持ちだともいわれています。温泉やジムのマットには、ほぼ間違いなく白癬菌が存在します。しかし、角質層へ侵入するには24時間かかるといわれているので、その前に洗い流してしまえば大丈夫なのです。

白癬ボーイ

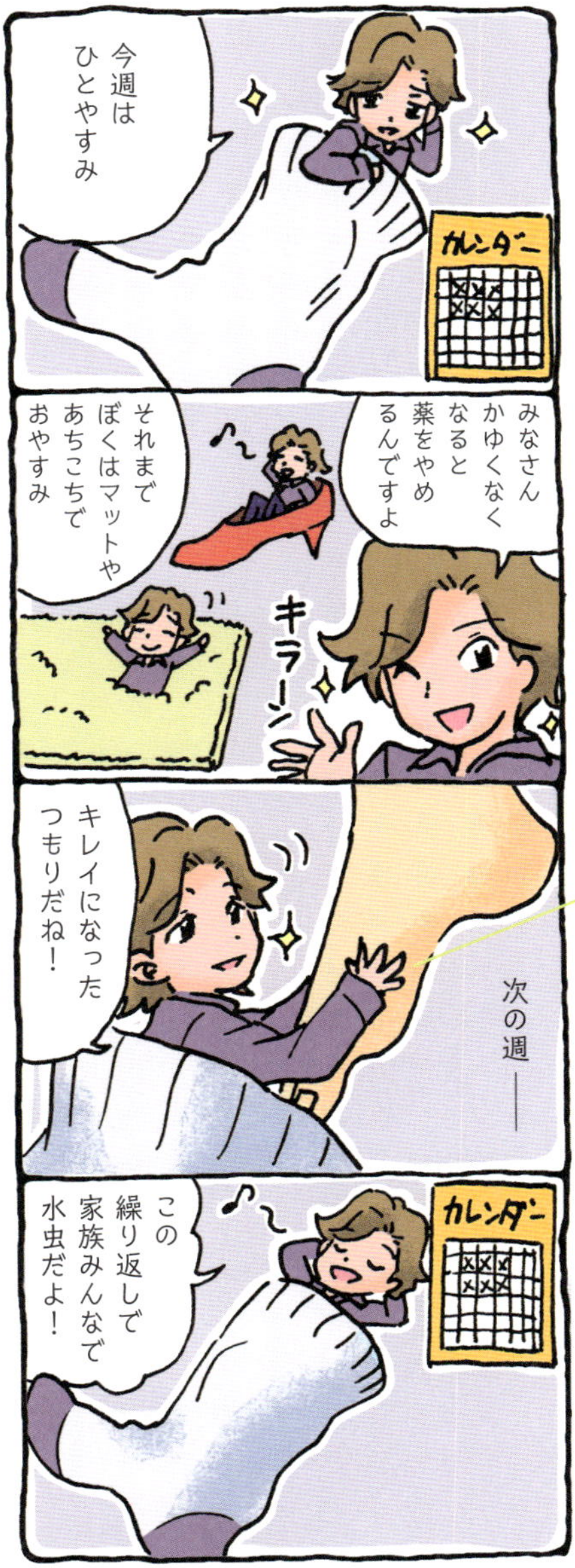
今週はひとやすみ
カレンダー
みなさんかゆくなくなると薬をやめるんですよ
それまでぼくはマットやあちこちでおやすみ
キラーン
キレイになったつもりだね!
次の週——
この繰り返しで家族みんなで水虫だよ!
カレンダー

うおの目、たこ、イボの薬

盛り上がってかたくなる皮膚の病気

皮膚の同じ場所が慢性的に刺激を受けたり、圧迫されたりすると、その部分の角質層が厚く盛り上がり、かたくなってしまいます。盛り上がった部分の内部にくぼみがあり、魚の目のような芯が見えるものをうおの目と呼びます。足の指や裏にでき、歩くたびに芯が神経を圧迫するため痛みが生じます。同じように角質が盛り上がった部分でも、芯がなく、痛みもないのがたこ。うおの目と同じように足にもできますが、「ペンだこ」のように身体のあちこちにできるのが特徴です。

イボは皮膚が盛り上がった小さな腫瘍で、ウイルスが原因の場合と老化現象の症状である場合があります。イボを感染させるウイルスは種類が多く、現れる症状がそれぞれ異なります。手足や顔にできる丸い尋常性のイボと、顔や手にできる薄茶色の平べったい扁平イボが、イボの代表的な種類です。

いずれも軽症の場合は、かたくなった角質をやわらかくする薬を使って対処しますが、時には素人では区別がつかない場合もあり、悪性の腫瘍の可能性もあるので、自己判断はせず、医療機関を受診しましょう。

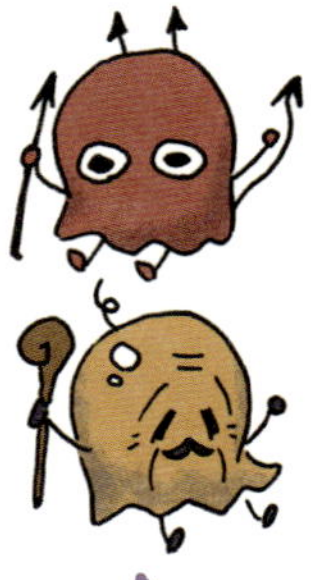

イボーズ

現代医学でも明らかになっていないイボの世界！ イボはあなどれない。

副作用

過敏症状により、皮膚の赤みやかゆみなどが起こったら、使用を止めて医療機関を受診しましょう。また、ヨクイニンの服用後、肌のかゆみや胃の不快感、下痢などの症状が起こる場合があります。

外用（絆創膏、液剤）

イボコロリ絆創膏【横山】
ゴルファンG【日邦】
オーラク膏H【共立薬工】
新カットコーン【祐徳】
強力イボチョン【福地】

内服

クラシエ ヨクイニンタブレット【クラシエ】
生薬ヨクイニンの抽出エキス製剤

どんな薬がよいの？

かたくなった角質をやわらかくする**サリチル酸**の皮膚軟化剤を使用します。患部に薬剤を密着させておくと、かたくなった皮膚をサリチル酸がゆっくりと侵食し、ポロポロとはがれ落ちていきます。絆創膏タイプと液体タイプがあります。また、イボの除去には生薬の**ヨクイニン（ハトムギ）**の内服薬もあります。

＊小児がかかる水イボは、別のタイプのウイルスによる伝染性のイボ。体内で抗体が作られると自然治癒します。

医療機関でも、ウイルスへの直接効果のある薬は、いまのところありません。液体窒素で繰り返し取り除き、免疫力を高める治療をします。

イボーズ

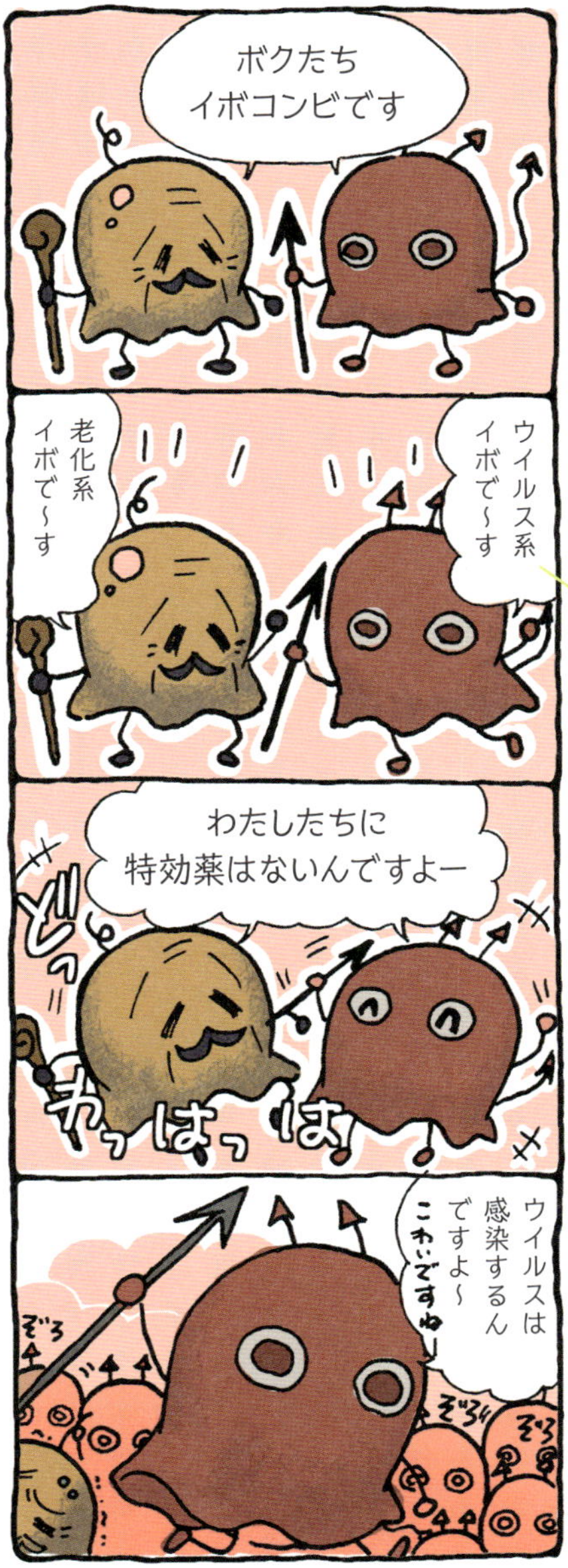
ボクたち イボコンビです
ウイルス系イボで～す
老化系イボで～す
わたしたちに特効薬はないんですよー
どっ
わっはっは
ウイルスは感染するんですよ～
こわいですぬ～
ぞろ
ぞろぞろ
ぞろ

肌荒れの薬

不規則生活・ストレス・偏食、原因はいろいろ

肌の表皮にある角質は約28日で入れ替わり、健康な状態を保っています。しかし、いろいろな原因で、入れ替わりがうまくいかず、かさつきやくすみ、かゆみなど、肌の調子が悪くなることがあります。これが肌荒れです。肌荒れを起こす直接的な原因として、紫外線や化粧品、気温や湿度の変化などがあげられます。

肌荒れは体の内部の不調によって引き起こされる場合もあります。血行不良によって新陳代謝がうまく行われなくなったり、腸内環境が乱れて悪玉菌が増えると、体内で有害物質をつくり、肌荒れの原因になります。また、偏った食生活を送っているとビタミン類や食物繊維などが不足し、肌の不調を引き起こします。女性は月経前にホルモンバランスが乱れ、皮脂が過剰になることもあります。そのほか、睡眠不足やアルコールのとりすぎ、そしてストレスなども要因と考えられます。

規則正しい生活をし、栄養バランスのよい食事と十分な睡眠をとって、ストレスを溜めないよう心がけ、体調を調えることで、肌荒れの多くは改善されるのです。

肌荒れ

ハイチオールBクリア【エスエス】年齢などにより弱った肌代謝を助けるビタミンB_2主薬

チョコラBBドリンクビット【エーザイ】手軽に肌荒れをケアしたい人にビタミンB_2、B_6主薬

ハイシーBメイト2【武田】体の内側から肌細胞の生まれ変わりを助けるビタミンB_2・B_6

どんな薬がよいの?

乾燥肌には、保湿効果がある**ワセリン**や**グリセリン**、血行促進成分の**ビタミンE**が配合されている薬を選びましょう。**トコフェロール**の名前で表記されているビタミンEには抗酸化作用があり、老化予防効果も知られています。炎症がある場合は抗炎症成分の**グリチルレチン酸**を配合したものなどが有効です。しみやそばかすには、**ビタミンC**主体のものや抗炎症成分の**トラネキサム酸**を配合したものもあります。**アスコルビン酸**の名前で表記されているビタミンCはコラーゲンの合成、メラニン色素の生成抑制、色素沈着の緩和といった肌への働きがあります。

しみ

ハイチオールCホワイティア【エスエス】
トランシーノ ホワイトC【第一三共】
ハイシーホワイト2【武田】
チョコラCCホワイト【エーザイ】
「クラシエ」漢方桂枝茯苓丸料加薏苡仁エキス錠【クラシエ】しみ、にきびを体の内側から改善する漢方薬

軟膏

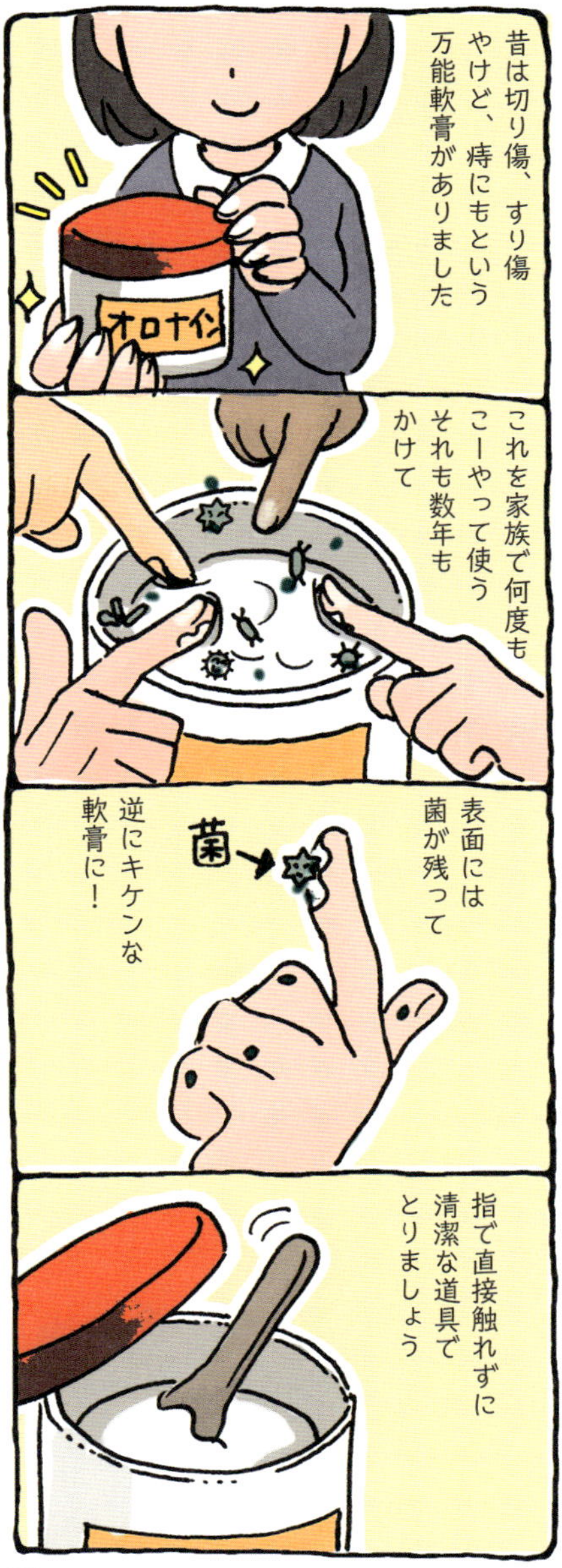
昔は切り傷、すり傷
やけど、痔にもという
万能軟膏がありました
これを家族で何度も
こーやって使う
それも数年も
かけて
表面には
菌が残って
菌
逆にキケンな
軟膏に!
指で直接触れずに
清潔な道具で
とりましょう

乾燥性皮膚炎の薬

寒さと乾燥が原因のかゆみや痛み

寒さのため血行が悪くなり、手や足、耳など外気にさらされている部分の皮膚が赤くはれる症状がしもやけです。むずむずとしたかゆみがあり、特に足の指にできたしもやけは、靴を履くと蒸れて、ますますかゆくなります。

皮膚の表面が乾燥のためにカサカサになり、亀裂ができた状態がひびで、さらに深くひび割れた状態があかぎれです。皮膚のまっ赤な内部が見えて、出血や炎症が起こることもあり、刺すような痛みをともないます。特に、毎日水仕事をする主婦や調理師、美容師などは、洗剤や石けん、お湯を使うことで皮脂や角質が落ちてしまい、皮膚を保護する機能が弱まってひどい手荒れを起こします。これを手湿疹と呼びます。

いずれも血行障害が大きな原因なので、入浴などで身体を温めたり、適度な運動をすることで血行を促進し、肌細胞に十分な栄養が行きわたるよう心がけましょう。入浴後や水仕事の後は水分をよくふき取り、すぐに保湿クリームなどを塗り、乾燥を防ぐことも大切です。

乾燥性皮膚炎

ウレパールプラスローション10【大鵬】乾燥性皮膚炎の治療薬

オイラックス潤乳液【第一三共】

ケラチナミンコーワWクリーム【興和】

メンソレータムAD20クリームタイプ【ロート】

フェルゼアHA20クリーム【資生堂薬品】

チョコラザーネプラス【エーザイ】尿素20%配合

ヒビケア【池田模範堂】ひび修復促進成分Wを配合

メンソレータム ヒビプロα【ロート】密封カバー力＋6つの有効成分

ワムナールDX【ゼリア】皮膚の乾燥や荒れの治療に

乾燥性皮膚炎

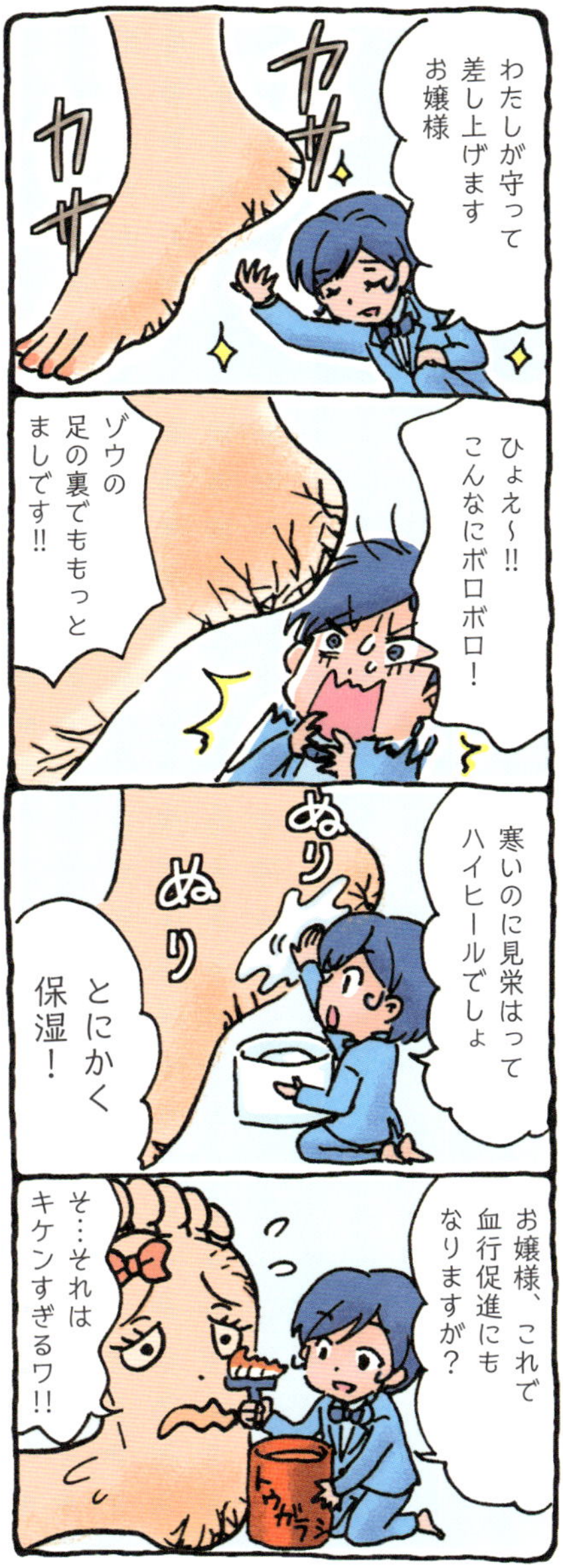

どんな薬がよいの？

ビタミンEなどの血行促進成分と、**グリセリン**や**尿素**などの保湿成分がベースです。これに、かゆみを抑える抗ヒスタミン成分や抗炎症成分、局所麻酔成分などが配合されています。漢方の内服薬には手足の血行を促進し、冷えを改善するものもあります。漢方の外用薬である紫雲膏《しうんこう》（p116）はシコンやトウキにゴマ油やミツロウを加えた軟膏。生薬のアロエを使った軟膏とともに抗炎症作用があり、根強い人気がある外用薬です。どちらも油性タイプです。

手湿疹

エフェクトプロ クリーム【資生堂薬品】べたつきのないクリームタイプ。PVAステロイド基準値内を最大配合

メンソレータム メディクイック軟膏R【ロート】かゆくてつらい手湿疹・かぶれに効く

育毛促進薬

毛包に直接作用して発毛を促す

近年、多くの商品が誕生している育毛用薬は、頭皮や毛根の血行促進作用により、発毛促進や育毛、脱毛予防を行います。毛髪は成長し、一定の寿命を終えると自然に抜けて、再び同じ毛穴から生えてきます。しかし、年齢を重ねるにつれ毛包が小さくなるので、毛が細くなったり抜けたりするのです。育毛用薬は毛包に直接作用し、改善すると考えられています。

男性用と女性用に分かれている薬もあります。

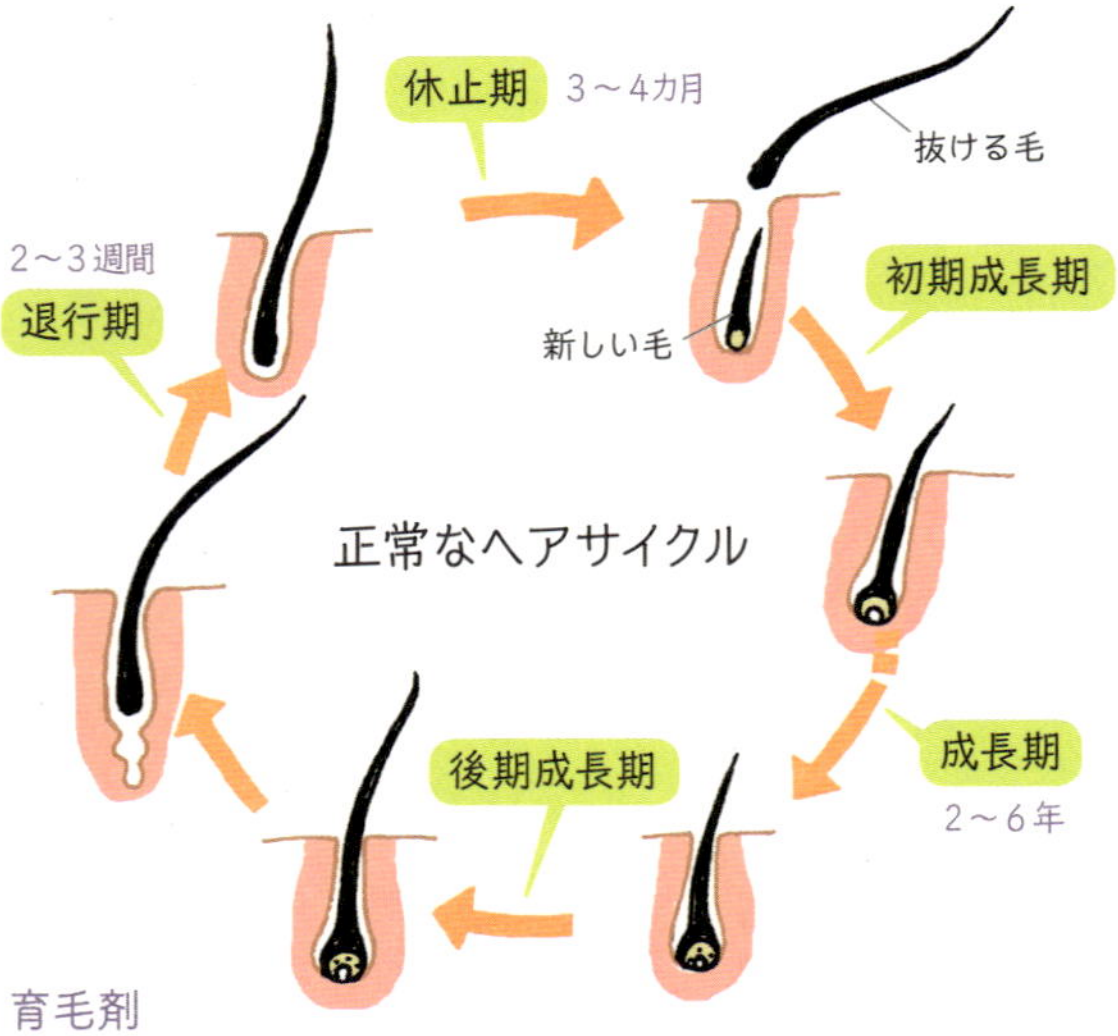
休止期
3～4カ月
抜ける毛
初期成長期
新しい毛
成長期
2～6年
後期成長期
退行期
2～3週間
正常なヘアサイクル

育毛剤

発毛刺激作用

カロヤン プログレ EX O【第一三共】
発毛促進とスカルプケアの2つの効果

壮年性脱毛症

・男性用
リアップ X5プラスローション【大正】ミノキシジルが、髪の深部に働きかける
・女性用
リアップリジェンヌ【大正】ミノキシジルが、髪の深部に働きかける
ハツモール・ヘアーグロアー S【田村治照堂】女性ホルモン配合、男女兼用

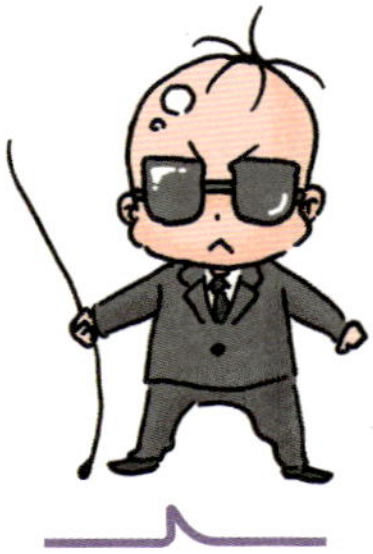

ミノキシジル
血管拡張作用で頭皮血流を改善するわけだが、タブレット薬も強力だぞ！

どんな薬がよいの？

育毛用薬には**ミノキシジル**などの発毛促進成分や、頭皮の血行を促進する**カルプロニウム塩化物**が含まれています。また、抜け毛予防効果がある**カシュウチンキ**や**チクセツニンジンチンキ**などの生薬、頭皮や毛細胞に栄養を届けるビタミン剤、かゆみを抑える抗ヒスタミン成分の**ジフェンヒドラミン塩酸塩**、ホルモン成分などが配合されています。

副作用

ミノキシジルには血管拡張作用があるため、高血圧や低血圧の人には血圧に影響を及ぼす場合があります。また、頭皮に傷や炎症がある場合は、症状が悪化することがあります。

ミノキシジルは濃度が高ければ高いほど効果は高まるといわれています。当初1％配合が販売され、現在では5％と高濃度配合した商品もあります。海外では濃度15％といったものもありますが、副作用のリスクが高まることは言うまでもありません。

ミノキシジル

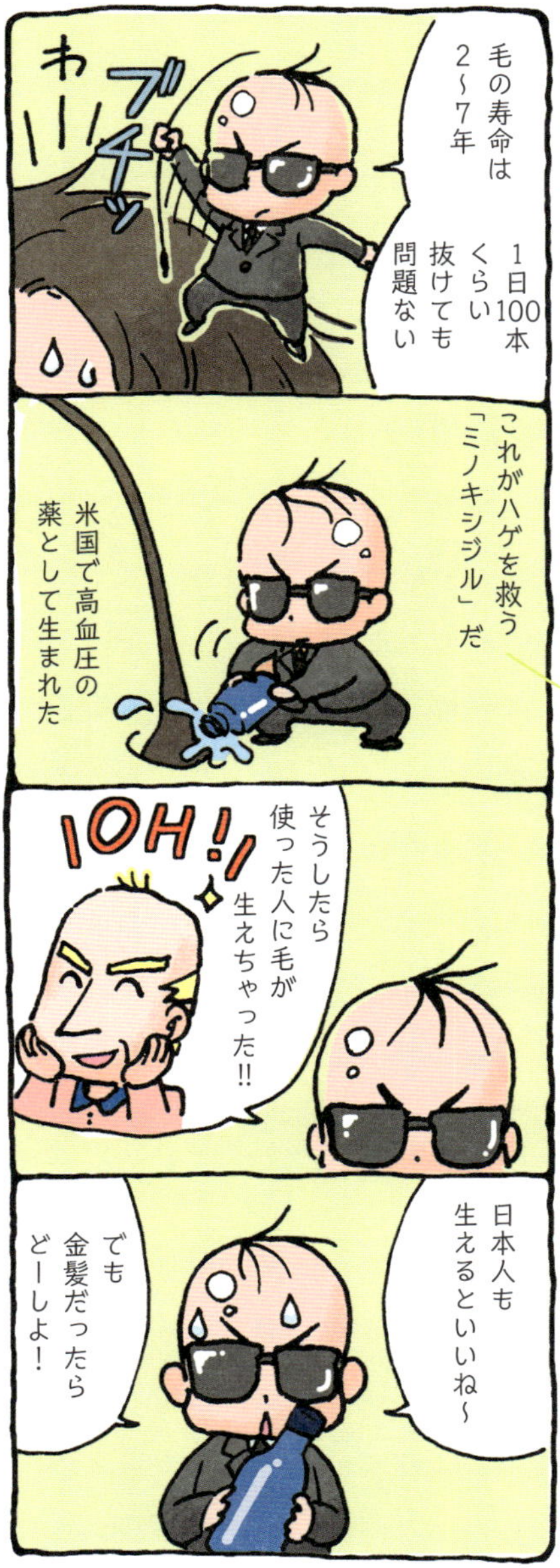
毛の寿命は2～7年
1日100本くらい抜けても問題ない
ホー
ブチッ
これがハゲを救う「ミノキシジル」だ
米国で高血圧の薬として生まれた
IOH!!
そうしたら使った人に毛が生えちゃった!!
日本人も生えるといいね～
でも金髪だったらどーしよ！

口内炎の薬

つらい口内炎には専用薬で対処

口内炎は栄養の偏りや疲労、ストレス、口の中の汚れ、口の中への刺激、真菌（カビ）などが原因で起こる炎症です。口の中の粘膜に水疱や潰瘍ができてひどくしみたり、痛みがあります。米粒大の白い潰瘍ができるのがアフタ性口内炎です。口内炎は自然に治るものが多いので、そのままにしておいてかまいませんが、再発を繰り返したり、発熱やだるさを感じる場合は、医療機関を受診しましょう。口内炎の予防には、口の中を清潔にしておくことや、栄養バランスのとれた食事を心がけ、十分な休養をとることです。

どんな薬がよいの？

口内炎の薬は抗炎症成分を主成分とし、殺菌消毒成分や**副腎皮質ステロイド剤**、血流促進成分などを組み合わせてあります。

副作用

ヨウ素配合のものでは、じんましんや、むくみなどの症状が現れることがあります。

外用薬

殺菌消毒成分（抗菌薬）と抗炎症成分

新デスパコーワ【興和】

サトウ口内軟膏【佐藤】消炎剤アズレン配合

ステロイド配合

アフタッチA【佐藤】

ケナログA口腔用軟膏【ブリストル】

トラフル　ダイレクト【第一三共】薄いフィルムから有効成分が溶け出す

抗炎症成分、生薬成分配合

口内炎パッチ大正A【大正】ムラサキの根から抽出したシコンエキスとグリチルリチン酸を配合

内服薬

抗炎症成分配合

トラフル錠【第一三共】

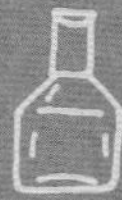

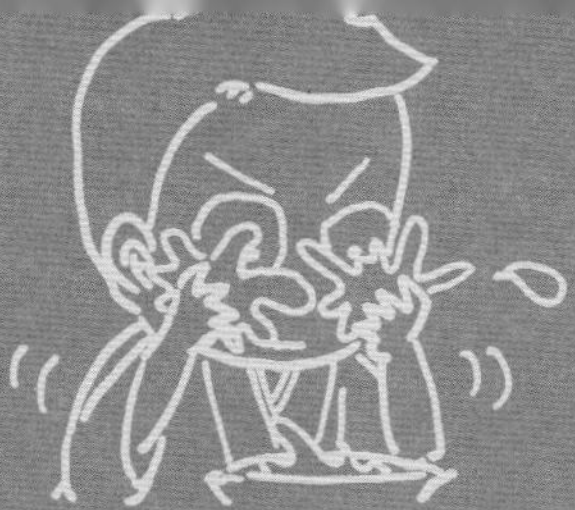

5章 目薬

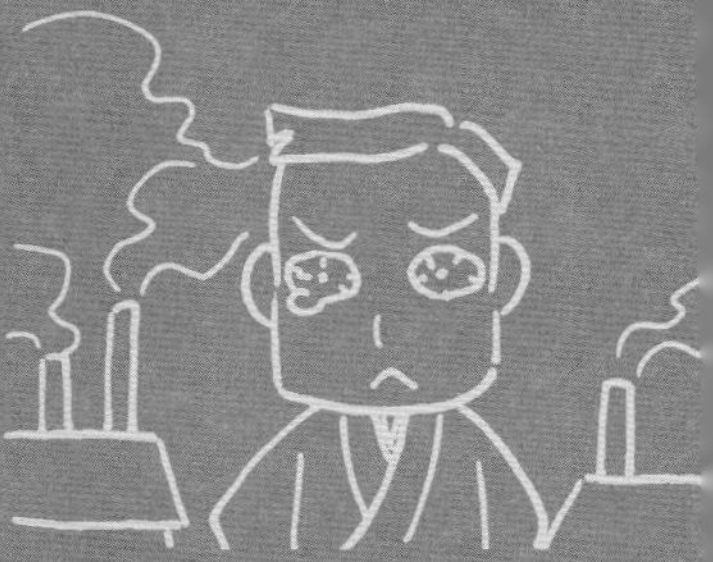

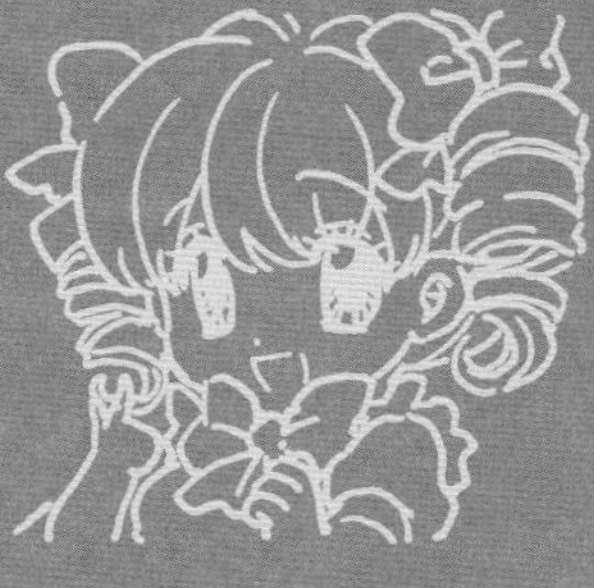

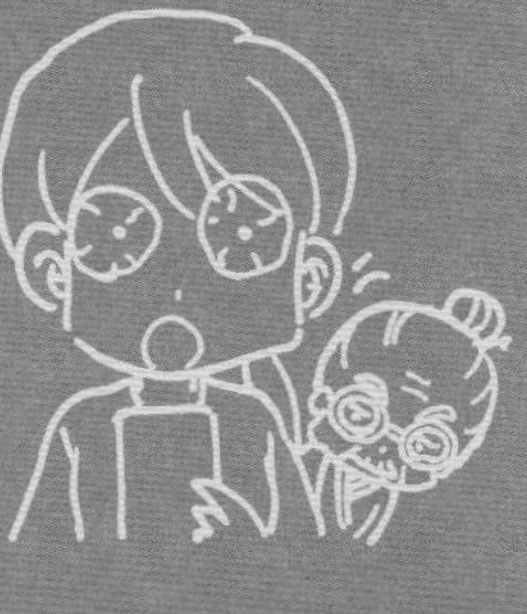

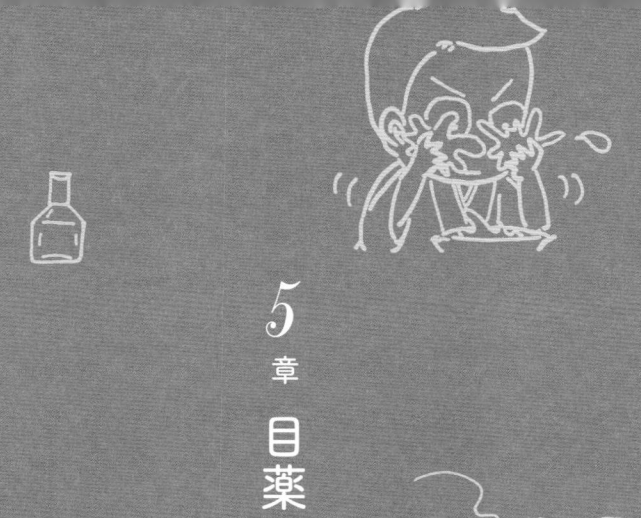

目のしくみと機能

目は光を感じたり、物を見たりする大切な感覚器で、私たちが外界から受け取る情報の80％は目からもたらされています。物が見えるしくみは、カメラの構造とよく似ていて、レンズの役割をしているのが眼球の前方にある水晶体です。フイルムに当たるのが網膜で、ここには視細胞が集まっています。水晶体を通過した光が網膜に像を結ぶと、それが信号となって視神経を通して大脳に情報として送られ、そこではじめて物が見えると認識するのです。

よく知られている目の病気には白内障や緑内障、網膜剥離、眼底出血などがありますが、目に現れた症状だけで判断することはたいへん難しいので、目に違和感を感じたら、すぐに医療機関を受診しましょう。日常生活のなかで、目を酷使して起こる疲れ目やかすみ目、乾き目（ドライアイ）、充血やアレルギー性のかゆみ（p－110）など、目の表面に起こった軽度の症状には、市販の点眼薬（目薬）で対応することができます。

疲れ目にはピント調節機能回復成分やビタミン成分を、充血には充血除去成分を、かゆみや炎症には抗ヒスタミン成分や抗アレルギー成分を含んだものを選択します。ものもらいには抗菌性の目薬が有効です。目の乾きやコンタクトレンズ装着時には、涙に近い成分にとろみをつける成分を加えたものが主流です。

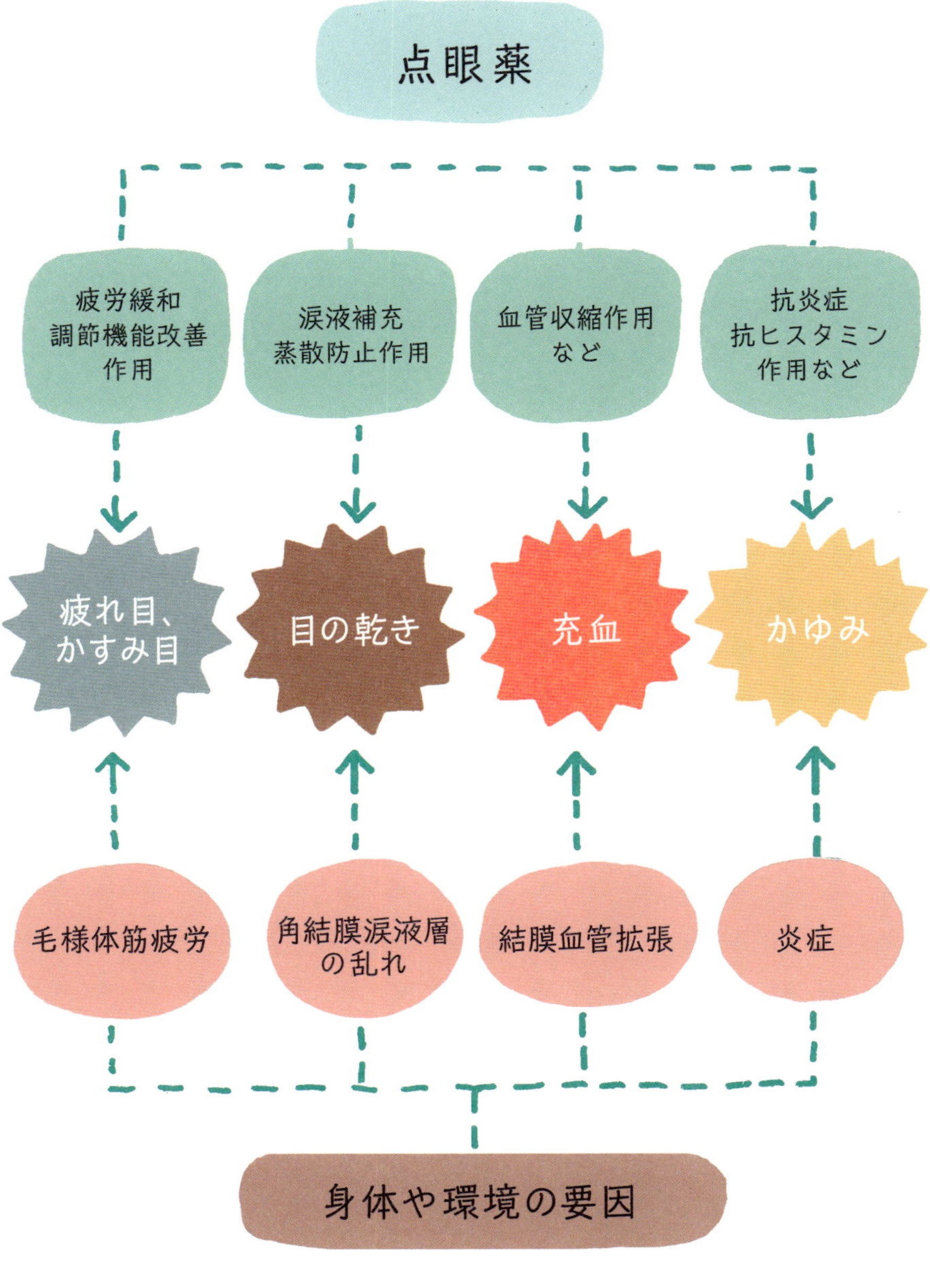
点眼薬
疲労緩和
調節機能改善
作用
涙液補充
蒸散防止作用
血管収縮作用
など
抗炎症
抗ヒスタミン
作用など
疲れ目、
かすみ目
目の乾き
充血
かゆみ
毛様体筋疲労
角結膜涙液層
の乱れ
結膜血管拡張
炎症
身体や環境の要因

疲れ目の薬

疲れ目は早めにケアしないと眼精疲労に

近年の私たちの生活では、スマホやパソコンの画面を凝視する機会ばかり増え、広い景色や遠い夜空を眺めることがたいへん少なくなりました。目を酷使する時間が長くなると、目の疲労はどんどん溜まっていきます。慢性化した目の疲れは、やがて眼精疲労となり、肩こりや頭痛、首筋のハリなど、身体のほかの部分に不調を引き起こすことになってしまうのです。

また、パソコンの長時間使用やまばたき回数の減少、空気の乾燥などが原因で、目が乾燥するドライアイも増えています。涙の量が不足したり、涙の成分バランスが崩れたりするため、涙が均等に行きわたらなくなり、目の表面に傷がついてしまう病気です。涙は目を守るバリアのようなもので、乾燥を防ぐだけでなく、酸素や栄養を与え、外から入ったゴミなどを取り去る働きもしています。ドライアイになると目が疲れたりショボショボしたりと、疲れ目とよく似た自覚症状が現れます。

バランスのよい食事と規則正しい生活を心がけ、たっぷりの睡眠をとることで、目を十分に休ませることが対処法であり、予防にもつながります。

疲れ目、ドライアイ

新サンテドウα【参天】目の疲れ・眼病予防に

ロート ゴールド40【ロート】中高年のつらい目のかすみ、疲れを効果的に改善

スマイル40EX ゴールド【ライオン】目を酷使する人の目の疲れやかすみに、ピント調節機能の改善成分を配合

サンテ メディカル12【参天】目の疲れやピント調節機能の改善に特化

アイリスPC【大正】パソコンなどによる現代人の目の疲れ・かすみに

マイティア美瞳【武田】涙よりも粘性の高い処方

ロートソフトワン点眼液【ロート】涙に近い性質でドライアイ（乾き目）を改善

サンテドライケア【参天】乾きを癒す保水効果と栄養補給

アイボントロ〜リ目薬ドライアイ【小林製薬】コンタクトをしたままで眼の乾き・不快感にとろっとした使用感

どんな薬がよいの?

疲れ目用の目薬は、ピント調節機能の改善成分である**ネオスチグミンメチル硫酸塩**をベースに、血行促進や新陳代謝を促すビタミン成分や**アミノ酸**、充血を除去する成分などを組み合わせてあります。ドライアイには**塩化ナトリウム**や**塩化カリウム**などの涙に近い物質と、乾きにくくする粘りけ成分、さらに疲労回復成分などを加えてあるものがあります。

抗生物質がなかった時代、ホウ酸水で細菌を減らしていました。現在では、角膜の表面を傷めるのでオススメできません。

副作用

目薬が皮膚につくと、赤くなったり発疹が出たりすることがあります。目からこぼれた薬液はふき取りましょう。また、充血除去成分は、二次的充血や散瞳、心悸亢進、血圧上昇などの副作用を起こす場合があります。

ホウ酸水の時代

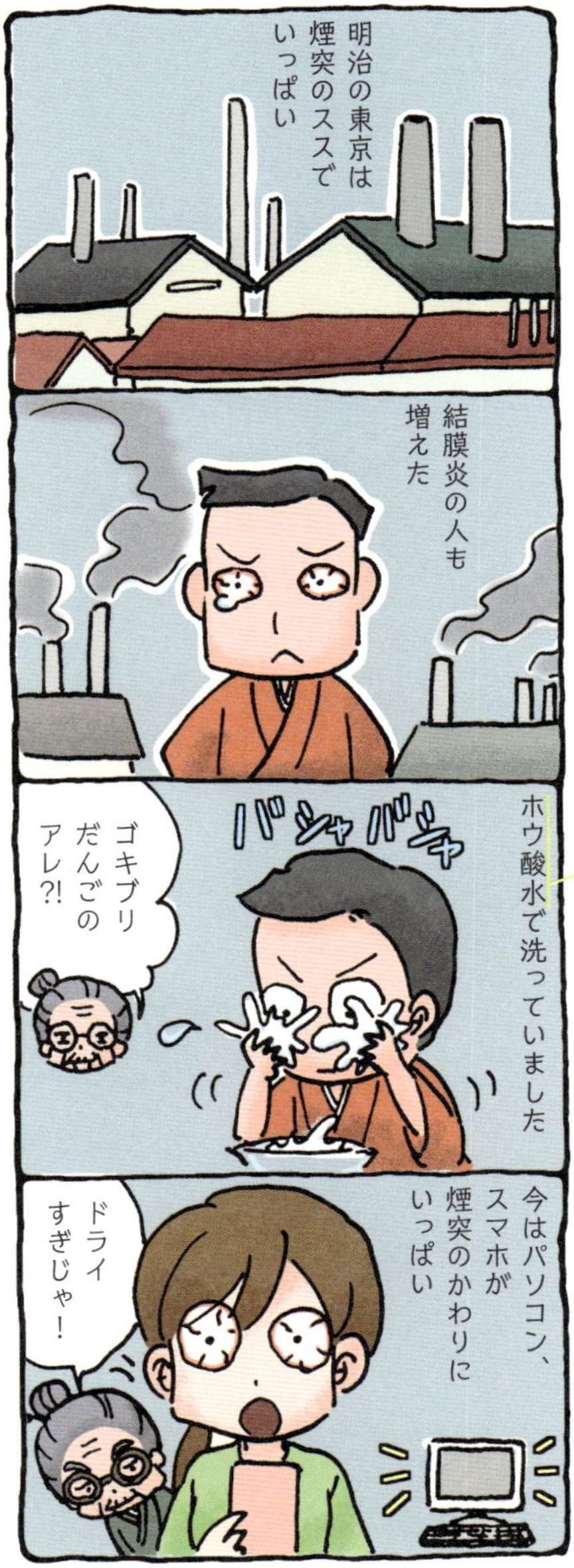

明治の東京は煙突のススでいっぱい
結膜炎の人も増えた
ホウ酸水で洗っていました
バシャバシャ
ゴキブリだんごのアレ?!
今はパソコン、スマホが煙突のかわりにいっぱい
ドライすぎじゃ!

コンタクト用・洗眼薬

涙に近い成分が中心のおだやかな目薬

コンタクトレンズをつけているときの不快感や目の乾きを感じたときに使う目薬があります。涙に近い成分なので、疲れ目にも対応しています。コンタクトレンズ装着前にレンズの両面にたらし、眼球との間のクッションがわりにする装着液をかねている目薬もあります。

洗眼薬は、ほこりや汗、花粉、化粧品などが目に入ったときに使う目薬で、専用の小さなカップに薬剤を入れて目に当て、まばたきをして目を洗浄します。眼病予防の効果もあります。花粉症対策の商品にはℓ-メントールが配合され、清涼感があるのが特徴です。

目薬の容器の中では細菌が繁殖しやすいため、開封してからの使用期限は約3カ月といわれています。大半の市販目薬には、ベンザルコニウム塩化物という防腐剤が添加物として使われています。角膜が健康な場合は問題ありませんが、高齢者やドライアイの人など角膜が弱っている人が使うと、塩化ベンザルコニウムの影響で角膜に傷がついてしまうのです。角膜障害を起こしにくい低濃度の防腐剤を使った

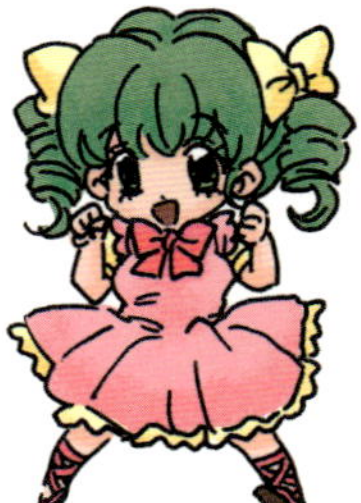

防腐剤ちゃん
目薬常用のドライアイの人には気になる存在。雑菌も気になるし……悩ましい存在。

副作用
充血やかゆみ、はれなどの症状が現れることがあります。用法を守り、過度な使用は控えましょう。

洗眼液

ロートCキューブ アミノモイスト【ロート】ビタミン類、アミノ酸、角膜保護成分を配合した洗眼薬

アイボンクール【小林製薬】爽快な使い心地の洗眼液

フレッシュアイAG【第一三共】目の洗浄、眼病予防に

ロートリセ洗眼薬【ロート】

目薬も販売されるようになりましたが、**殺菌力が弱いので1カ月ほど使ったら処分する必要があります。**値段は少し高いですが、使い捨てタイプの防腐剤無添加目薬も販売されているのでおすすめです。

どんな薬がよいの？

コンタクトレンズ用目薬は、**塩化ナトリウム**と**塩化カリウム**で涙に近い成分をおぎない、**増粘剤**で目を乾きにくくしています。これに疲労回復成分などを加えているものもあります。洗眼薬は角膜保護のための消炎収れん成分や抗ヒスタミン成分、**ビタミン剤**、**アミノ酸**などの有効成分が配合されています。

コンタクト用

ロートCキューブプラス モイスト【ロート】ドライアイ（目の乾き）を改善。すべてのコンタクトレンズに対応

ソフトサンティア【参天】コンタクトレンズ装着時の不快感、目の疲れ、目のかすみ、目の乾きなどの諸症状を改善

ファーストマイティアCL-B【武田】氷のように冷たいクール感の持続を実現。角膜に酸素を取り入れる、新陳代謝促進成分を配合

なみだロートコンタクト【ロート】

防腐剤ちゃん

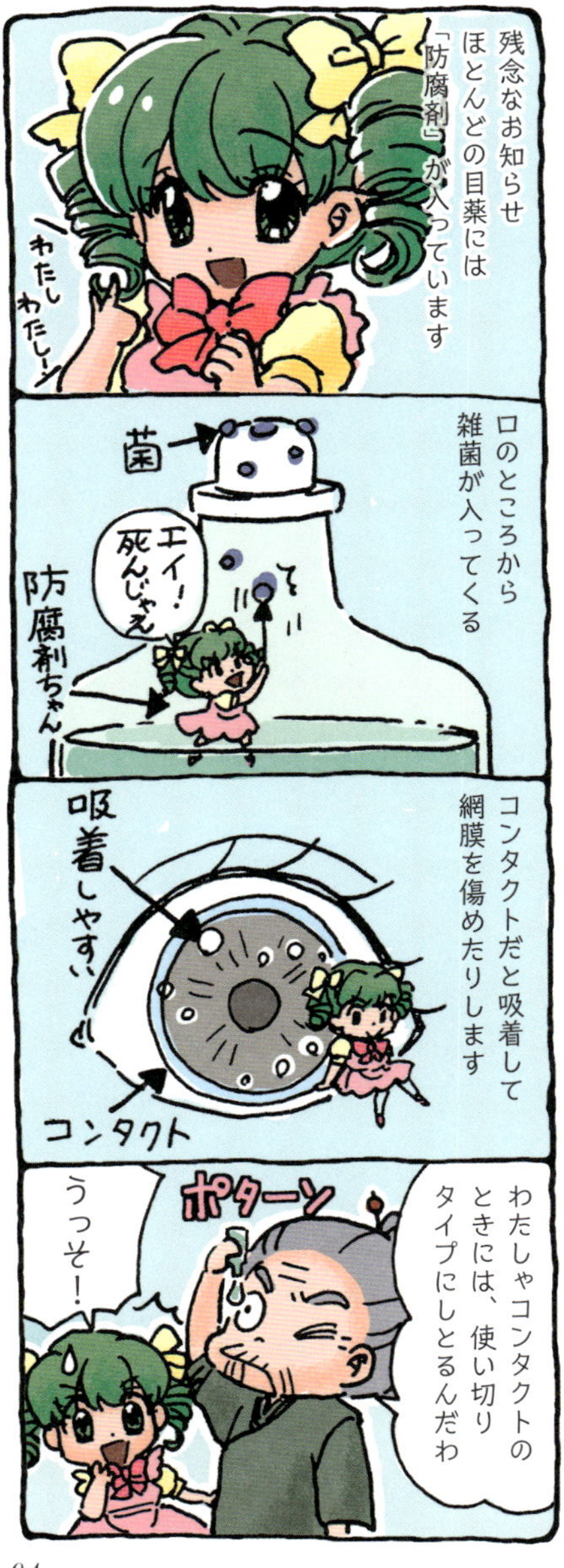
残念なお知らせ
ほとんどの目薬には「防腐剤」が入っています
わたしわたしわたしー
口のところから雑菌が入ってくる
菌
エイ！死んじゃえ
防腐剤ちゃん
コンタクトだと吸着して網膜を傷めたりします
吸着しやすい
コンタクト
わたしゃコンタクトのときには、使い切りタイプにしとるんだわ
ポターン
うっそ！

ものもらい・結膜炎の薬

初期症状のうちに専用目薬を使うのがベスト

ものもらいは麦粒腫《ばくりゅうしゅ》といい、まぶたの縁にある脂や汗を出す腺に細菌が感染して起こる、化膿性の細菌性結膜炎です。

ものもらいになると、まぶたが赤くはれ、まばたきをするたびに痛みが生じます。症状が進むとまぶた全体がはれて目やにが出たり、耳のリンパ腺がはれたりします。うみが出てしまえば、ものもらいは治ります。症状が出たら、コンタクトレンズの装着やアイメイクは控え、目に負担がかからないようにしましょう。

一方、アレルギー性やウイルス性の結膜炎は、ハウスダストや花粉、アデノウイルスなどにより起こる炎症で、結膜表面の充血やまぶたのはれ、かゆみをともないます。はやり目やプール熱と呼ばれるのも結膜炎の一つです。

どんな薬がよいの？

ものもらいには**サルファ剤**などの**抗菌作用**があるものを選びます。これに、かゆみを抑える抗ヒスタミン成分や消炎成分、回復を促進する**アミノ酸**や**ビタミン剤**も組み合わせてあります。

副作用

サルファ剤は長期連用すると効きにくくなるので、連続使用は4日間までとします。

抗菌アイリス使い切り【大正】
抗菌、抗炎症、組織修復成分で目を正常化
ユニーサルファ目薬【小林薬工】
持続性サルファ剤と消炎成分を配合

眼科用薬成分の作用と特徴

種類	目的	分類	薬類	おもな成分
人工涙液・洗眼薬・コンタクト装着液など	目の乾き・コンタクトレンズ装着時	無機塩類	3類	●塩化カリウム ●塩化カルシウム ●塩化マグネシウム
		増粘剤	3類	●ヒドロキシプロピルメチルセルロース ●ブドウ糖 ●塩化マグネシウム ●ポリビニルアルコール
一般的眼薬	充血	充血除去成分	2類	●テトラヒドロゾリン塩酸塩 ●ナファゾリン塩酸塩
	疲れ目	ピント調節機能改善成分	3類	●ネオスチグミンメチル硫酸塩
		ビタミン成分	3類	●シアノコバラミン ●ピリドキシン塩酸塩（VB_6） ●トコフェロール酢酸エステル
		アミノ酸など	3類	●L－アスパラギン酸塩 ●タウリン（アミノエチルスルホン酸＝アミノ酸類似物質） ●コンドロイチン硫酸ナトリウム
	目のかゆみ、炎症	消炎・収れん成分	3類	●ε－アミノカプロン酸 ●アラントイン ●グリチルリチン酸二カリウム
		NSAIDs	2類	●プラノプロフェン
アレルギー用点眼薬		抗ヒスタミン成分	3類	●ジフェンヒドラミン塩酸塩 ●クロルフェニラミンマレイン酸塩
		抗アレルギー成分	1類	●クロモグリク酸ナトリウム ●ケトチフェンフマル酸塩 ●アシタザノラスト水和物
抗菌性点眼薬	ものもらい	サルファ剤	2類	●スルファメトキサゾール ●スルフィソキサゾール（そのナトリウム塩も含む） ●スルフィソミジン

薬のカタチ、いろいろあるのは？

薬は、効率よく安全に効かせるための工夫がされています。

薬の剤形は、「内服薬」、「外用薬」と「注射薬」に分かれます。ふつう薬局などで買える薬は内服薬と外用薬です。

内服薬は、血液を通して全身に作用し、粉薬、錠剤、カプセルなど、それぞれの機能を活かして考えられています。色がさまざまなのは、成分の違いではなく、飲み間違いを防ぐ目的もあります。

内服薬

散剤（粉薬）

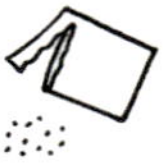

体内で溶けやすく、早く作用する。顆粒状のものは、むせにくく飲みやすい。

カプセル剤

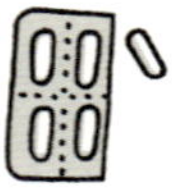

粉末や顆粒の薬をゼラチン性の容器に入れたもの。作用部位や効果の持続時間をカプセルが調整している。

錠剤

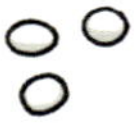

成分を安定化するために圧縮加工したもの。コーティングで苦みや匂いを抑えたものも多い。吸収の順序をふまえて層になっていたりするので、砕いて飲まないこと。

注射薬

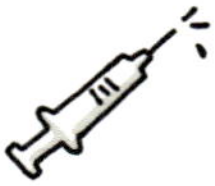

液薬によって、皮下、皮内、筋肉、静脈などに注射する。抗生物質、強心剤、ホルモン剤、ビタミン剤、ブドウ糖、インスリンなどの種類がある。

外用薬

塗り薬（軟膏、クリーム、ジェル）

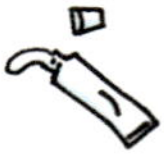

保湿系以外のものは、うすく塗るのが効かせるコツ。

湿布薬（貼り薬）

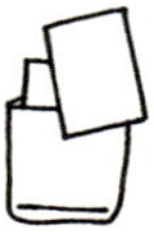

捻挫、関節炎、筋肉痛などの鎮痛消炎薬。毛細血管を通して、患部に直接効くため、副作用のリスクも低くなる。

坐剤

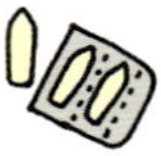

肛門や腟に挿入する薬。粘膜で吸収されるので、比較的早く効きます。

点眼薬（点眼液）

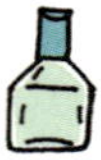

点眼後1分は、まぶたを閉じているのが効かせるコツ。

6章 痔の薬

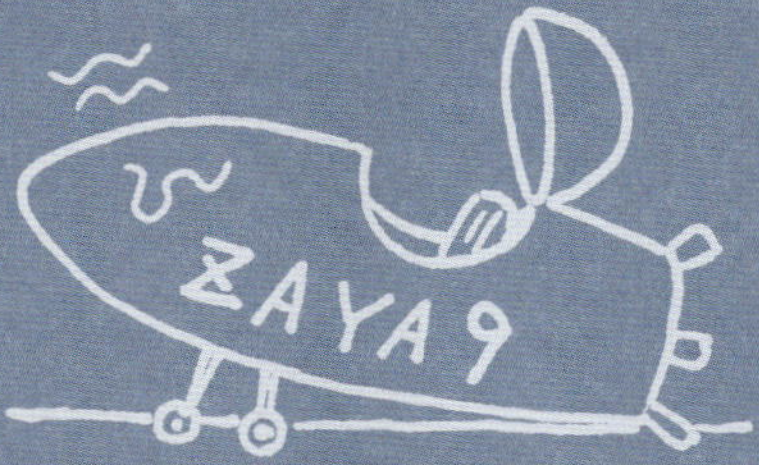

痔の種類と症状

痔は日本人に多い病気です。肛門の病気なので恥ずかしさがあるため、医療機関に行くのをためらってしまい、症状が悪化して慌てるということも少なくないようです。中年の男性だけでなく、女性に多い疾患です。

肛門はわずか3㎝の長さしかない器官で、直腸とつながっています。その境目あたりには静脈が集まった部分があり、この周辺の血行が悪くなり、うっ血すると痔になります。そのおもな原因は、便秘や冷え、また長い時間同じ姿勢をとり続けること、などが考えられます。

痔の種類は3つ

痔のなかで一番多いのが痔核《じかく》といわれる、いぼ痔です。いぼ痔は肛門の周囲にこぶ状のうっ血ができる症状で、内側にできるのが内痔核、肛門の外にできるのが外痔核です。内痔核には痛みはありませんが、外痔核には痛みがあり、どちらも出血があります。

便秘や、かたい便の排便時に、肛門の出口付近の皮膚が切れて起こるのが切れ痔（裂肛《れっこう》）です。このあたりには神経が集中しているので、とても痛みますが、たいした出血はありません。女性や妊婦にも多い症状です。排便時の痛みを経験すると、排便を控えてしまうことが多く、さらに悪化することになります。

肛門の周囲が大腸菌などの細菌に感染して炎症が起こり、化膿した症状（肛門周囲膿瘍《のうよう》）を繰り返すうち、うみが出る穴が皮膚を貫通してしまうと、激しい痛みが起こります。これを痔瘻《じろう》といい、症状が深刻なため、外科的手術が必要です。

痔になった場合は、まず、日常生活を見直しましょう。食物繊維の多い食べ物や水分を積極的にとるように心がけ、毎日、排便の時間を十分に取ります。また、ゆっくり入浴して、全身の血行をよくすることも効果的です。薬を使用する場合は、患部を清潔にし、鎮痛や止血効果がある薬を選択します。抗炎症成分や副腎皮質ステロイド剤で炎症を抑え、痛みを緩和する局所麻酔成分、血管収縮作用がある成分や血行促進成分などを組み合わせた薬がよいでしょう。

痔の薬の種類

痔の治療には、軟膏や注入軟膏、坐剤といった外用薬と、内服薬があります。両方を併用し、効果的に治療することもできます。

いぼ痔（痔核）の形成

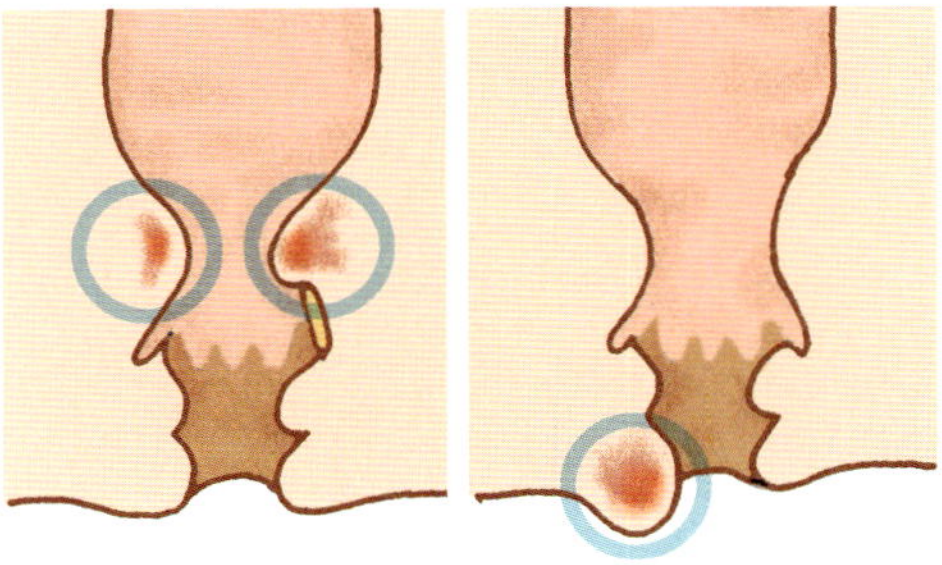

内痔核　外痔核

切れ痔（裂肛）の形成

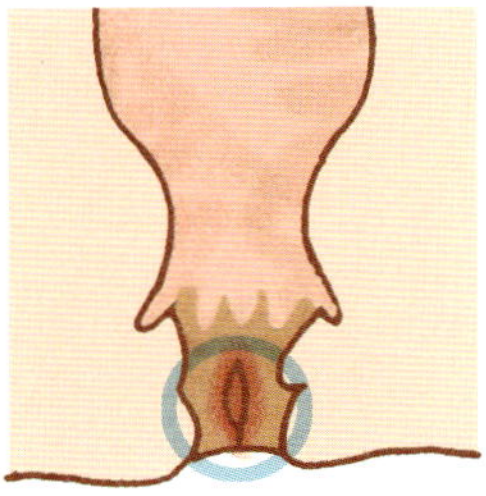

裂肛

痔の薬

外用薬の成分と使い方

痔の外用薬は肛門周辺の症状に使用します。肛門の外にできたいぼ痔（外痔核）や切れ痔には軟膏を、内側にできたいぼ痔（内痔核）や切れ痔には注入軟膏や坐剤がよいでしょう。

軟膏は患部に直接塗るか、ガーゼなどにのばして貼りつけます。注入軟膏は内部に注入するだけでなく、外側や肛門付近の症状に塗って使うこともできます。容器に入った使い切りタイプなので、衛生的です。坐剤は肛門内部で溶け広がり、薬剤が患部に直接作用します。

どの外用薬も同じような成分が配合されています。**プレドニゾロン酢酸エステル**や**ヒドロコルチゾン酢酸エステル**といった副腎皮質ステロイド剤や、**リゾチーム塩酸塩**や**グリチルレチン酸**といった抗炎症成分ではれや出血を抑え、**リドカイン**などの局所麻酔成分で痛みを緩和します。**テトラヒドロゾリン塩酸塩**などの血管収縮成分や止血成分で出血を抑え、血行促進作用がある**ビタミンE**でうっ血を改善します。さらに、かゆみを鎮める抗ヒスタミン成分、傷の治りを早める**アラントイン**や

外用

外痔核

ボラギノールA軟膏【武田】おもに肛門の外側や肛門付近の痔に

プリザクールジェル【大正】べたつかないジェルタイプの塗り薬

レーバンH【日邦】

内痔核

メンソレータム リシーナ坐剤A【ロート】女性や初めての人にも抵抗なく使える

小さな坐剤

ドルマインH坐剤【ゼリア】挿入しやすい小さめの坐剤、肛門内側のいぼ痔のはれ・出血等に効果的

どんな痔にも

プリザエース注入軟膏T【大正】スーッとする心地よい使用感

チナンコーハイAX【ムネ製薬】プチッと押しやすく、薬剤残りが少ない

奥田ぢ注入軟膏【奥田】

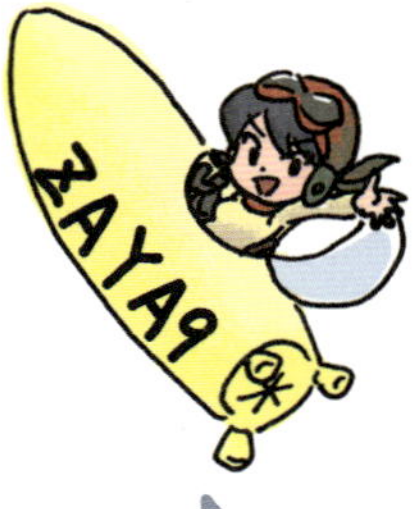

ボラギー号

この形状と表面の特殊なコーティングがポイント。飲み薬よりも強い成分がダイレクトに届くぞ。

ビタミンAなどを組み合わせてあります。

＊患部が化膿していない場合や、副腎皮質ステロイド剤を使いたくない場合は、非ステロイドの外用薬を選択することもできます。ステロイド剤は作用が強いものほど副作用も強いので、長期間の使用は避けましょう。

副作用

抗炎症成分のリゾチーム塩酸塩はアナフィラキシーショックを起こすことがあり、その場合はすぐに医療機関を受診してください。止血成分のカルバゾクロムには発疹などの皮膚過敏症状が現れる場合があります。

ボラギノールは、百年前に京都大学の大学病院で創製された薬です。当時は、生薬の「紫根」が主成分でしたが、現在の坐剤には含まれず、内服薬には配合されています。現在は、坐剤よりも注入タイプが主流のようです。

ボラギー号

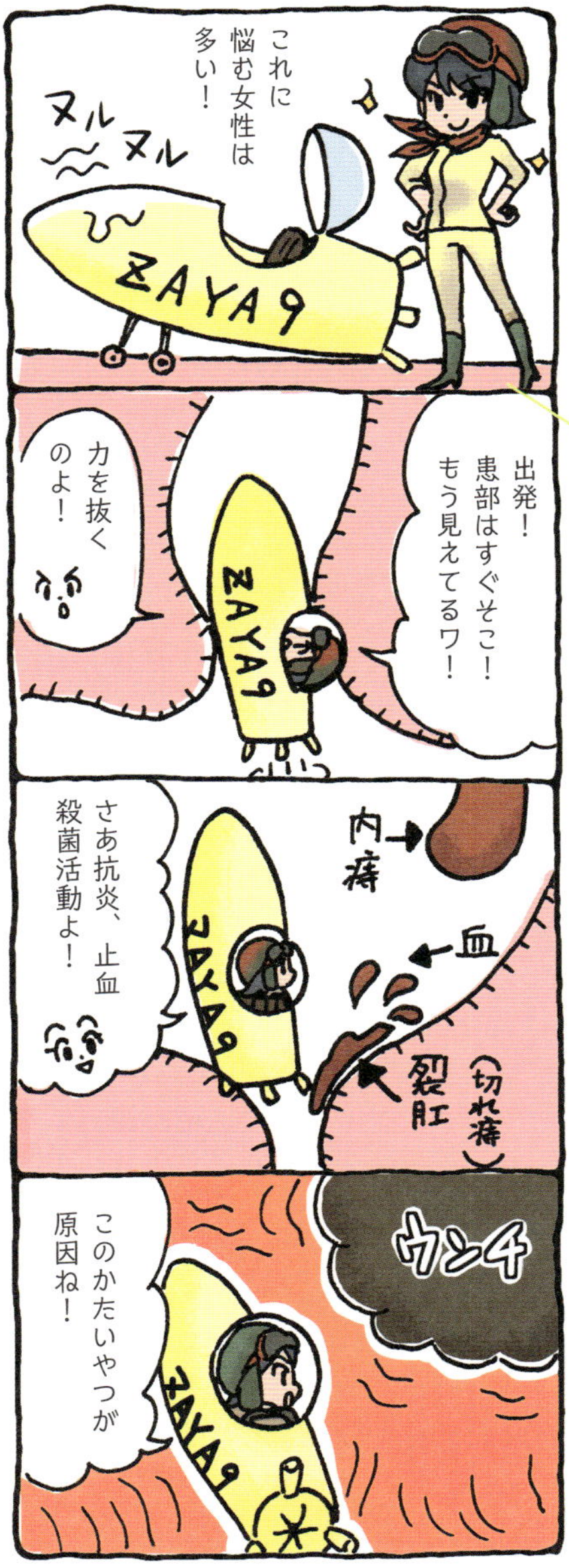

内服薬の成分と使い方

痔の治療用内服薬は、はれや出血などの炎症を抑え、血行を促進する成分を含んでいます。外用薬に比べ、使いやすさが特徴です。慢性化している場合、外用薬と併用すると有効です。生薬配合のものが多く、痔の症状にもよりますが、即時的な治療というよりは、痔になりにくい体質をめざすための薬ととらえましょう。

外用薬と同様に、消炎成分である**リゾチーム塩酸塩**や、止血成分の**カルバゾクロム**、血行促進成分の**ビタミンE**に加え、**セイヨウトチノキ（西洋栃の木の実）**、**ボタンピ（牡丹の根皮）**、**オウゴン（黄芩）**、**シコン（紫根）**といった生薬成分も含まれています。

乙字湯は日本で生まれた漢方薬で、その背景には和式トイレならではの排便の悩みがありました。**トウキ（当帰）**、**サイコ（柴胡）**、**カンゾウ（甘草）**、**ダイオウ（大黄）**、**オウゴン（黄芩）**、**ショウマ（升麻）**を含み、便をやわらかくする作用があることから、肛門に負担をかけずに排便できるのです。

内服

内服ボラギノールEP【武田】生薬エキスなどを配合

サン・コーミョウ【大杉】三黄瀉心湯という漢方薬のエキスを飲みやすい顆粒剤に

乙字湯エキス錠クラシエ【クラシエ】痔の原因になる便秘の改善に

サブスM【全薬工業】

妊娠中に起こりがちな症状の一つ

妊婦の場合、大きくなった子宮が下半身の血管を圧迫するため、血流が悪くなり発症します。薬の成分によっては子宮の収縮を促進するものもあり、また、副腎皮質ステロイド剤配合の場合は副作用が心配されるので、妊娠中の痔の治療については医師に相談しましょう。

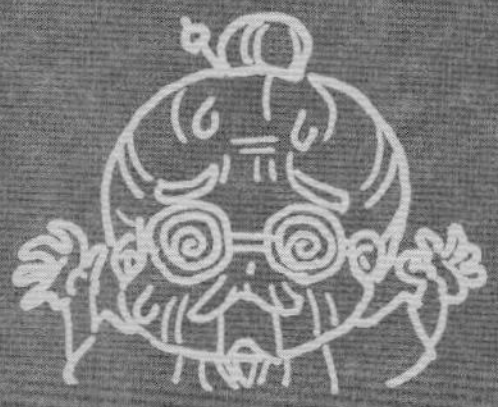

7章 乗り物酔いの薬

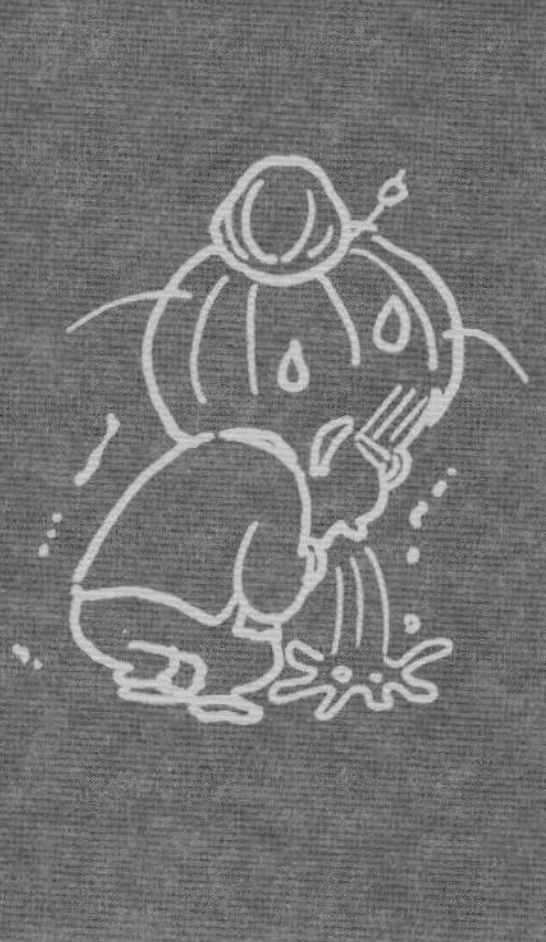

乗り物酔いの薬

視覚と感覚のずれが作り出す不快な症状

バスや電車、船など乗り物の不規則な揺れによって、吐き気やむかつき、めまい、頭痛、動悸などの不快な症状が起こるのが乗り物酔いです。

耳の中にある三半規管は、揺れを感じることによって、体が置かれている状態を把握します。一方、わたしたちはまわりの様子を目で見て、自分の状態を把握します。つまり、視覚から得た情報と、三半規管から伝えられた情報が合わさって、状態を理解しているのです。ところが、過剰な揺れを感じると、目から入る情報と三半規管からの情報にずれが生じ、脳が混乱して気分が悪くなってしまいます。これが、乗り物酔いの原因といわれています。

乗り物酔いは個人差が大きく、不安などの心理的なことや体調不良も原因となります。

酔いやすい人は、乗り物に乗る前に予防する薬があります。空腹で乗らない、ただし、乗る直前に物を食べない、睡眠をたっぷりとっておく、乗り物の中で本を読んだり携帯をいじらない、窓を開けて換気をする、できるだけ揺れが少ない席に座

アネロン「ニスキャップ」【エスエス】一日1回の服用で長時間効果が持続
センパア・QT【大正】水なしでサッと溶ける
トラベルミン1【エーザイ】酔ってからでも効く成分を配合
セイブ錠【小林薬工】自律神経の興奮を鎮めるとともに、めまいや吐き気を抑える

る、といったことに注意するとよいでしょう。

どんな薬がよいの？

中枢性の鎮静作用がある抗ヒスタミン成分に、めまいや吐き気を抑える成分（鎮うん成分）、感覚の混乱を軽くする抗コリン成分、中枢系を興奮させて薬を効かせる**カフェイン**などが配合されています。

副作用

抗ヒスタミン成分には眠気や口の乾きなどの副作用が現れる場合があります。また、カフェイン成分は、コーヒーなどに含まれる別のカフェインとの重複によって、不眠や頭痛などの症状を引き起こすこともあります。

三半規管

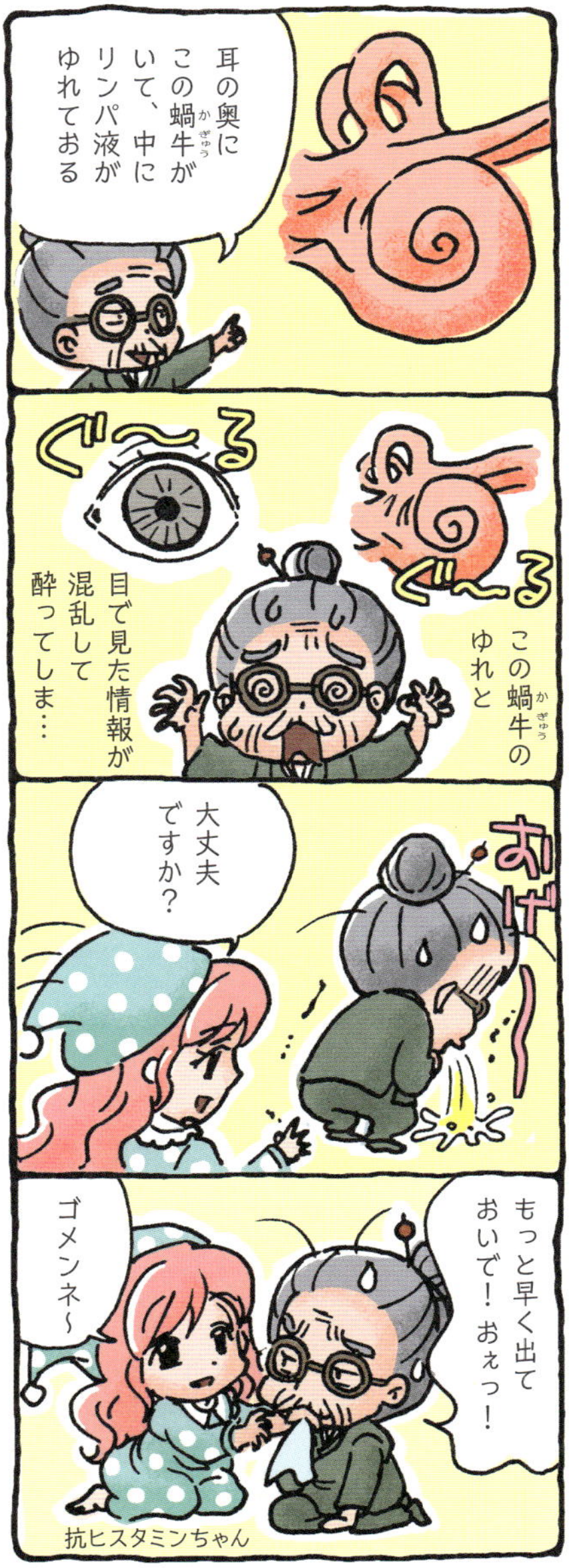

耳の奥にこの蝸牛《かぎゅう》がいて、中にリンパ液がゆれておる
ぐ～る
ぐ～る
この蝸牛《かぎゅう》のゆれと
目で見た情報が混乱して酔ってしま…
おげ～
大丈夫ですか？
もっと早く出ておいで！おぇっ！
ゴメンネ～
抗ヒスタミンちゃん

薬の正しい飲み方

1 常温の水が基本

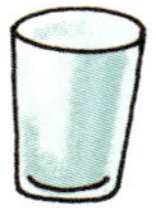

体温に近い温度だと、スムーズに吸収されて、効果を発揮しやすくなります。アルカリイオン水では、一部の抗生物質で吸収障害が起こりやすくなります。コーヒーや牛乳、お茶などで飲むと、それに含まれる成分と薬の成分が結びついて、作用のじゃまをしたり、副作用につながることもあります。

2 服用中の食べ物にも注意

食べ物や飲み物によって、薬の効果が影響を受けることもあります。食品の成分と薬の成分が反応して、作用が強まったり、弱まったりします。

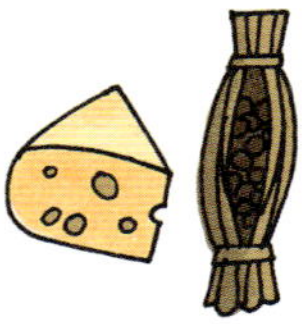

注意する食品と薬

グレープフルーツジュース	ワルファリン（血液凝固阻止剤）
緑黄色野菜	ワルファリン（血液凝固阻止剤）
納豆	ワルファリン（血液凝固阻止剤）
カフェイン	催眠鎮静薬、解熱鎮痛薬、気管支拡張薬、強心薬
チーズ	シメチジン（H_2ブロッカー）
牛乳	制酸薬、抗菌薬、骨粗しょう症薬

3 薬とお酒の関係

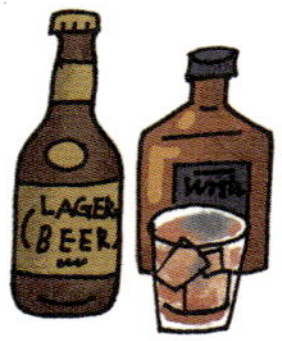

アルコールの働きで、血行がよくなり、薬の血中濃度が上昇して作用が高まることがあります。催眠鎮静薬（ハルシオン）と大量の飲酒による死亡事故もありました。抗アレルギー薬、抗ヒスタミン薬、中枢に作用する解熱鎮痛薬、強心薬、鎮咳薬、去痰薬なども、注意が必要です。

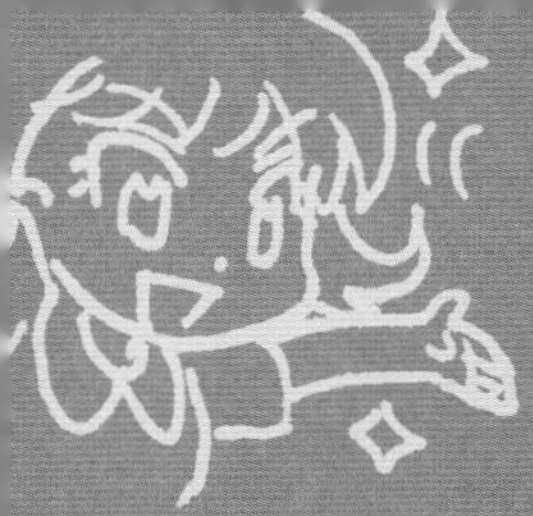

8章 花粉症の薬

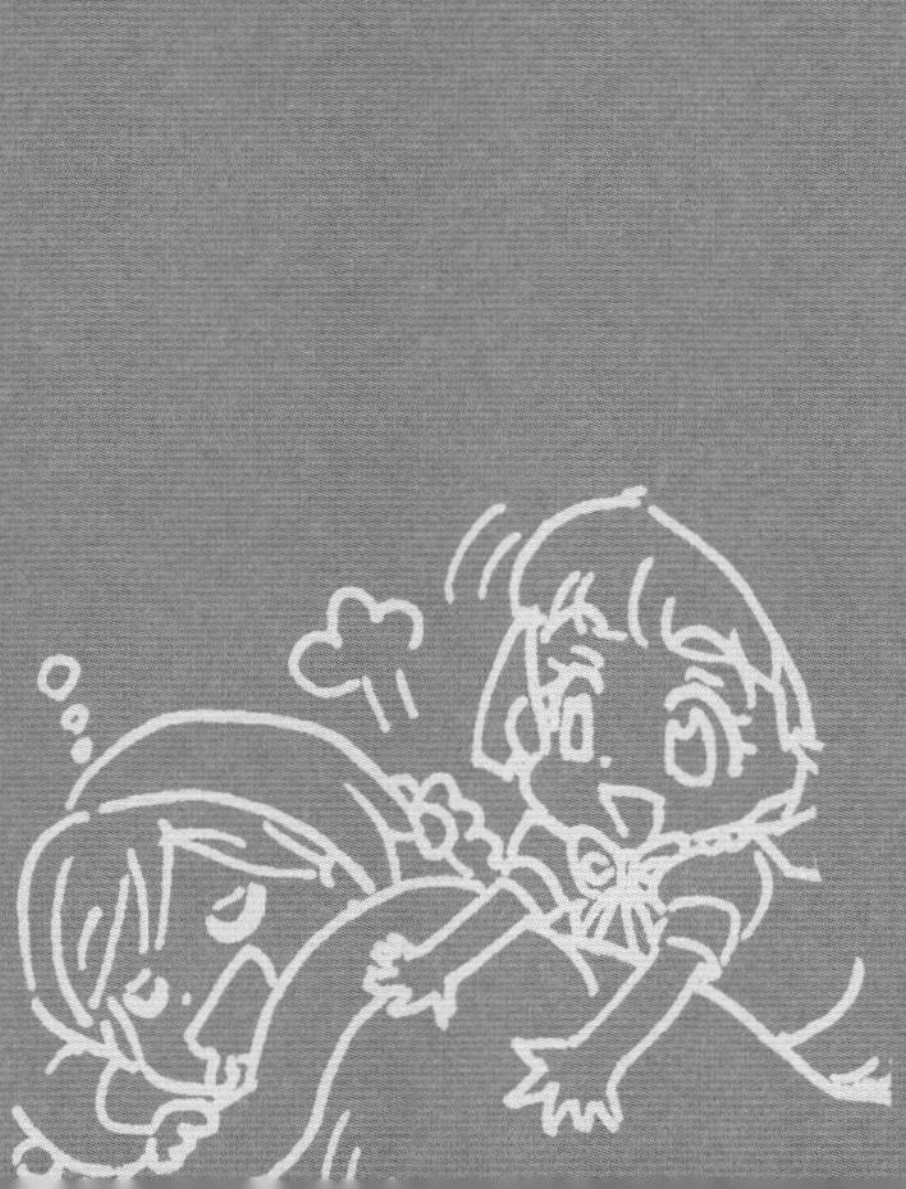

アレルギーが起こるしくみ

花粉症とはスギやヒノキなどの花粉により引き起こされるアレルギー症状のことで、くしゃみ、鼻水、鼻づまり、目のかゆみといった症状が現れます。今や日本人の4人に1人が花粉症を患っているといわれており、特にスギ花粉が飛び始める2月から5月頃までは、多くの人が花粉症の不快な症状に悩まされているのです。

そもそもアレルギー症状は、どうして起こるのでしょうか？

異物が人間の体に侵入しようとすると、それを防御するため免疫機能が働きます。その働き自体は身体にとって大切な反応なのですが、何かの原因でその反応が過剰になってしまったため起こるのがアレルギー症状です。アレルギー症状はいろいろあり、鼻水や鼻づまり、くしゃみ、目の炎症、湿疹、のどのはれ、喘息など、身体のいろいろな場所で発症します。

花粉症の根本的な治療薬はありませんが、花粉の飛散が始まる前から薬を飲み始めておくと、ある程度の予防効果があるということが知られています。また、花粉飛散状況をチェックしてできるだけ花粉に接触しないようにする、マスクやメガネをかける、布団や洗濯物を屋外に干さないなど、日常生活面でも注意を払いましょう。

どんな薬がよいの？

花粉症の薬というのは、抗ヒスタミン成分を使った鼻炎を鎮める薬と、目のかゆみを抑える薬が中心です。また、花粉を物理的にブロックする製品もあります。**ワセリン**を配合した塗り薬を鼻の外側に塗ることで、花粉が鼻腔に入るのを防いでくれます。衣服に花粉がつかないようにするスプレー剤なども市販されています。

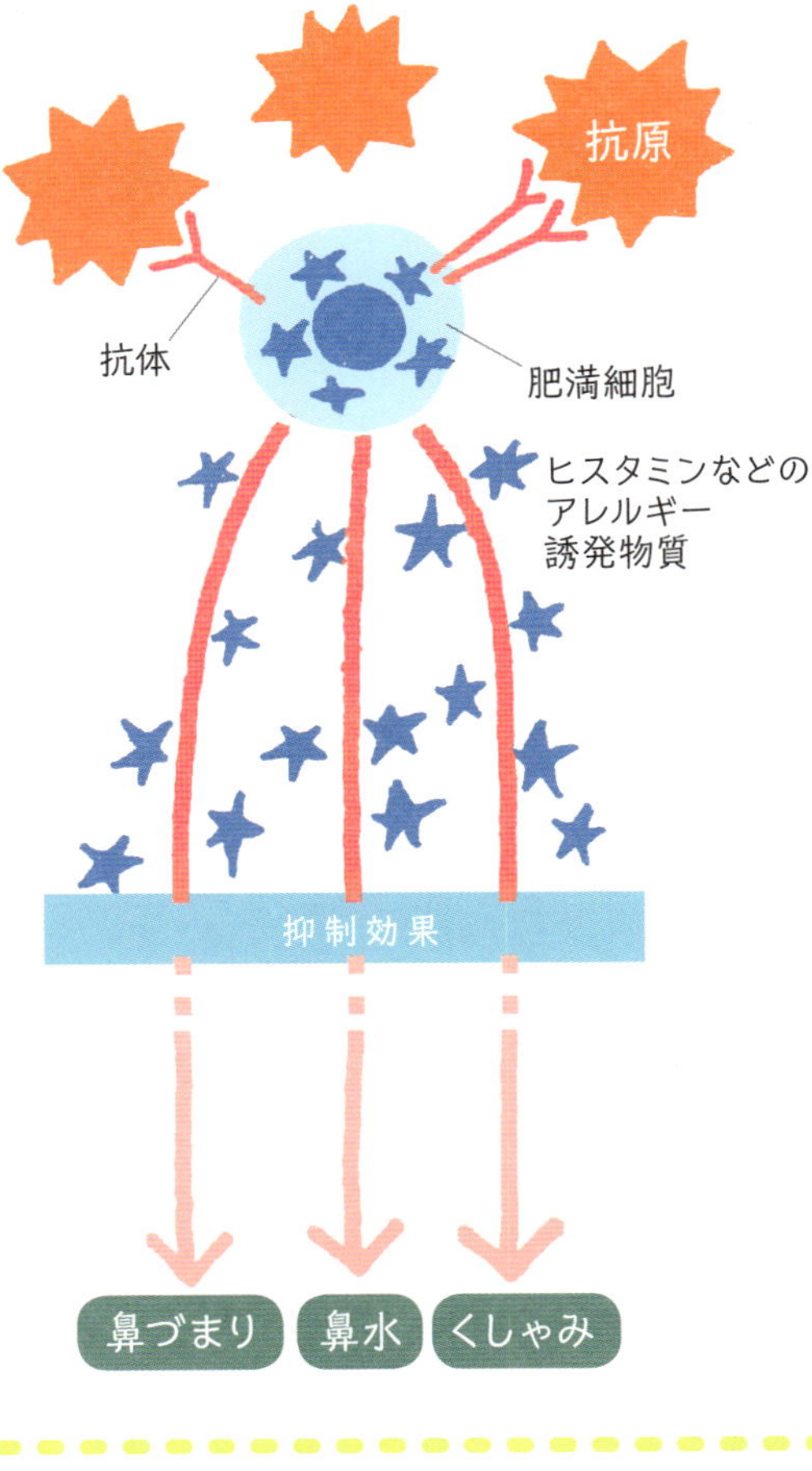

抗原
抗体
肥満細胞
ヒスタミンなどのアレルギー誘発物質
抑制効果
鼻づまり
鼻水
くしゃみ

「減感作療法」ってなに？

アレルギーの原因（アレルゲン）であるスギの花粉を体内に直接取り込み、時間をかけてアレルゲンに対する過敏性を抑えていく「減感作療法」（アレルゲン免疫療法）という治療方法も少しずつ知られるようになりました。

鼻炎の薬

鼻炎薬の服用は早めの開始が決め手

花粉症は季節性アレルギー性鼻炎とも呼ばれ、鼻水や鼻づまり、くしゃみなどの症状がはっきりと現れます。くしゃみや鼻水を抑えるには、抗ヒスタミン成分が有効です。

抗ヒスタミン成分には第一世代と第二世代があり、それぞれ特徴があります。

第一世代の抗ヒスタミン成分はくしゃみ、鼻水に効果がありますが、鼻づまりには効果がなく、眠気やだるさをともなうことがしばしばありました。第二世代の抗ヒスタミン成分は鼻づまりにも効果が現れ、眠気も少なくなったうえ、効果の持続性も高くなりました。

くしゃみ、鼻水、鼻づまりといった症状が現れているときは、鼻の粘膜はすでに過敏な状態になっているので、それを鎮めるには時間がかかります。そのため、症状が出始める前から薬を服用する方が、効きめが早いといわれています。

点鼻薬

アルガード鼻炎クールスプレーa【ロート】液だれしにくく、クールな使用感の鼻炎スプレー

エージーアレルカットEX<季節性アレルギー専用>【第一三共】

コンタック鼻炎スプレー<季節性アレルギー専用>【グラクソ】

内服

クラリチンEX【大正】
眠くなりにくいアレルギー専用鼻炎薬

ロートアルガード鼻炎ソフトカプセルEX
【ロート】中身が液状ですばやく溶け、小型カプセルで飲みやすい鼻炎用内服薬

アレジオン20【エスエス】医療用と同量のエピナスチン塩酸塩を配合し、一日1回で長く効く

アレグラFX【久光】眠くなりにくいアレルギー専用の鼻炎薬

ストナリニZ【佐藤】
一日1回1錠で眠くなりにくい

抗ヒスタミン 新人ちゃん

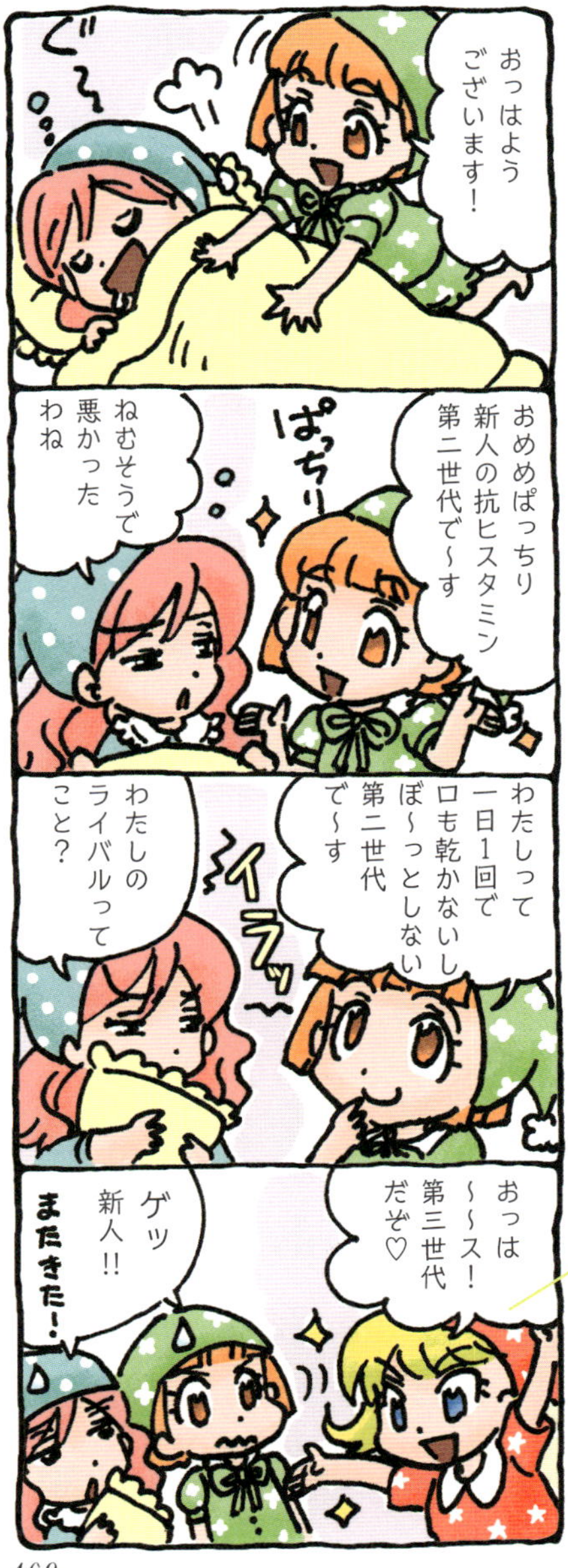
ぐ〜
おっはようございます！
ぱっちり
おめめぱっちり
新人の抗ヒスタミン
第二世代で〜す
ねむそうで悪かったわね
わたしって一日1回で口も乾かないしぼ〜っとしない第二世代で〜す
イラッ
わたしのライバルってこと？
おっは〜〜ス！第三世代だぞ♡
ゲッ新人!!
またきた！！

第一世代ちゃん

第三世代は、鎮静作用が弱く眠気も少ないうえ、症状改善の時間も速いとされています。ただし、薬剤により適応年齢が違うので注意が必要です。

どんな薬がよいの？

クロルフェニラミンマレイン酸塩や**ケトチフェンフマル酸塩**など抗ヒスタミン成分に加え、抗アレルギー成分の**クロモグリク酸ナトリウム**、鼻水を抑える抗分泌成分、炎症を抑えて鼻汁を出しやすくする**グリチルリチン酸二カリウム**や**リゾチーム塩酸塩**などの抗炎症成分、鼻づまりを改善する血管収縮成分などが配合されています。

副作用

抗ヒスタミン成分は服用後、眠くなったり、口が乾いたりすることがあります（ｐ24参照）。また、リゾチーム塩酸塩にはアナフィラキシー様の症状が現れる場合があります。

目の薬

アレルギー用の目薬を選ぶ

目に現れる花粉症の症状をアレルギー性結膜炎といいます。かゆみや炎症が見られ、これを抑えるために、抗ヒスタミン成分や抗アレルギー成分が配合されたものを選ぶとよいでしょう。また、花粉症による目のかゆみや充血には、目を冷やすだけでも効果があります。

どんな薬がよいの？

ジフェンヒドラミン塩酸塩や**クロルフェニラミンマレイン酸塩**などの抗ヒスタミン成分に加えて、**テトラヒドロゾリン塩酸塩**や**ナファゾリン塩酸塩**などの充血除去成分、消炎収れん成分、**ビタミン類**など、さらに抗アレルギー成分の**クロモグリク酸ナトリウム**などを組み合わせてあるものが一般的です。

抗アレルギー成分には**アナフィラキシーショック**のような症状や眠気が現れる場合があるので、過敏症があるかどうかを確認してから使用します。また、充血除去成分には二次的な充血、あるいは散瞳《さんどう》、血圧の上昇、動悸などが起こることもあり、長期の使用は避けましょう。

マイティアアルピタットEXα【武田】抗ヒスタミン成分を最大濃度配合
アイリスガードP【大正】目の酷使や加齢によって外的刺激を受けやすい人に
ロート アルガード クリアブロックEXa【ロート】アレルギー症状を抑え、炎症をともなう症状にも優れた効果
エージーアイズ アレルカットS【第一三共】クロルフェニラミンマレイン酸塩、クロモグリク酸ナトリウム配合

9章 漢方の薬

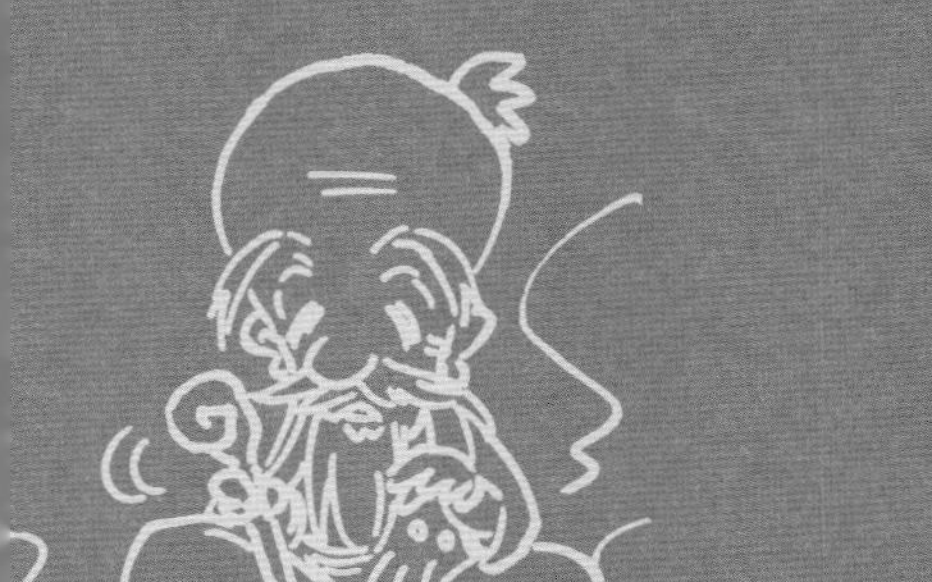

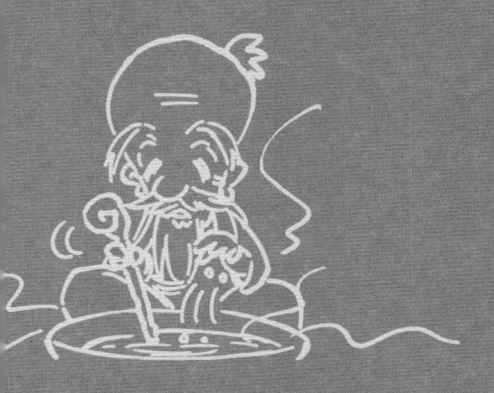

自然治癒力を高める漢方薬

漢方あるいは漢方医学は、中国から伝わった中国伝統医学が日本で独自に発達したものです。そのため、日本の風土や日本人の体質に合うように考えられています。漢方という言葉には、漢方薬による治療だけでなく、鍼灸やあんま、気功法、薬膳なども含み、どれも体の調子を調えるために行うという、共通の考え方があるのです。

明治時代以降、日本の医療は西洋医学が基本となりました。西洋医学は病気の原因を追求し、それを取り除くことを目的としています。そのため、検査や分析を行い、客観的なデータのもと病名を判断して治療をするのです。

一方、漢方では、検査や分析よりも、患者の自覚症状を徹底的に聞き、それに漢方独自の概念、男女の差、年齢、生活習慣、食べ物の好み、季節といった細かいことまで考慮して診断します。漢方では、人間は自分で病気を治す力（自然治癒力）を持っていると考えます。病気になったとき、全身のバランスを正常に調えることが、漢方の治療方法です。

西洋医学では原因がわからない症状に対して、漢方医学が効果を発揮するケースが多くあり、昨今では漢方が見直されるようになってきました。これからは薬を選ぶ際にも、漢方薬という選択肢があることを意識してはいかがでしょうか。

漢方薬の飲み方

本来、漢方薬は専門の薬局でひとりひとりの症状に合わせて処方されるものですが、今では手軽に購入できる顆粒や錠剤の漢方薬も増えています。しかし、漢方薬は体質や細かい症状ごとに対応する薬があるので、自己判断で選ばず、漢方専門の薬剤師のアドバイスを受けましょう。服用してみて合わないと感じたら、あるいは、服用しているうちに症状が変わってきたら、別の処方薬に変える必要があるでしょう。また、マオウやジオウなど、副作用を起こす生薬もあるので注意しましょう。

副作用

アルドステロン症の人や、ミオパシーのある人、低カリウム血症の人が小青竜湯や芍薬甘草湯を服用すると症状が悪化する場合があるので、使用は控えましょう。また、ダイオウ、マオウ、ジオウを含む薬は、腹痛や下痢などの症状を起こしやすいので、胃腸の弱い人は注意が必要です。

漢方仙人

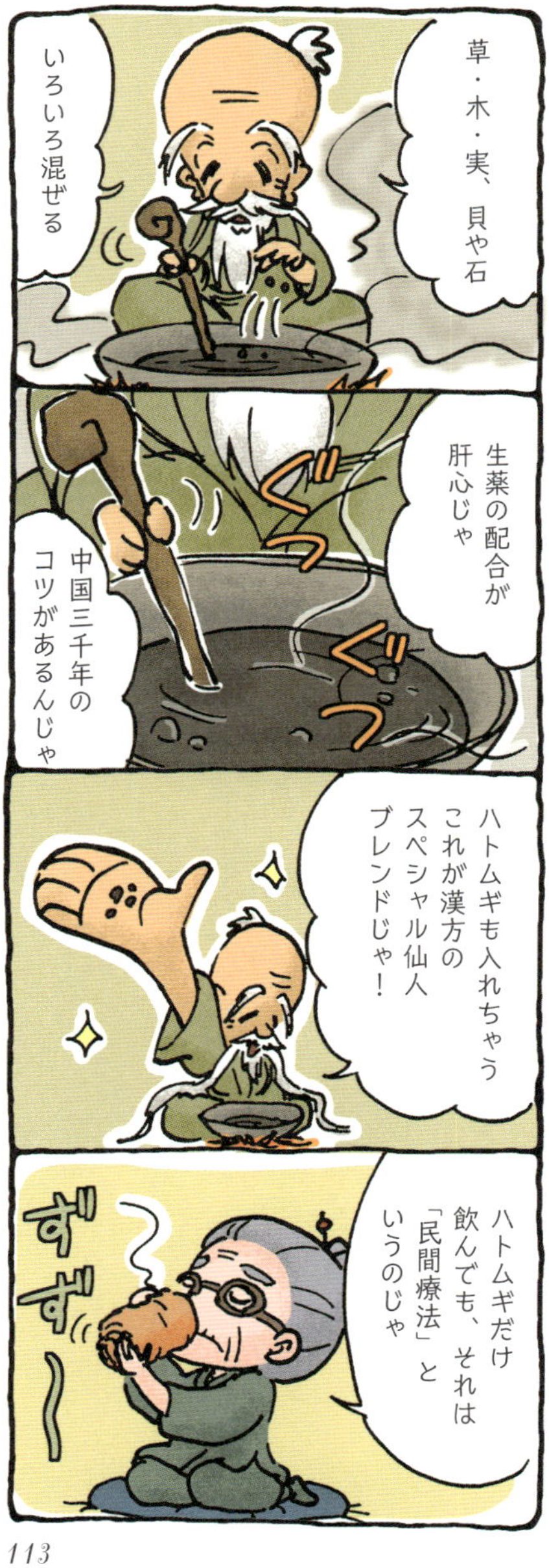

草・木・実、貝や石
いろいろ混ぜる
生薬の配合が肝心じゃ
ぐつぐつぐつ
中国三千年のコツがあるんじゃ
ハトムギも入れちゃうこれが漢方のスペシャル仙人ブレンドじゃ！
ハトムギだけ飲んでも、それは「民間療法」というのじゃ
ずずず〜

よく使われる漢方薬

西洋医学で用いる薬は、有効成分だけを化学的に生成して作られた薬品であるのに対し、漢方薬はいろいろな薬効を持つ天然物をそのまま使ったもの。植物の葉、茎、花、果実、種子、樹皮、根を中心に、動物性のものや鉱物を加えた素材をまとめて「生薬」と呼びます。

漢方では複数の生薬を混ぜ合わせて使います。また、毒性があるものを微量に配合することもあります。

一般用に市販されている漢方薬のなかで、よく知られているものをあげてみました。

	漢方薬名	おもな効能	おもな生薬
かぜ	桂《けい》枝《し》湯《とう》	かぜの初期に	桂皮《けいひ》、芍薬《しゃくやく》、大棗《たいそう》、甘草《かんぞう》、生姜《しょうきょう》
	葛《かっ》根《こん》湯《とう》	かぜ、鼻かぜ、炎症性疾患、肩こり、神経痛	桂枝湯《けいしとう》＋葛根《かっこん》、麻黄《まおう》

鼻炎	麻《ま》黄《おう》湯《とう》	悪寒、発熱、頭痛、腰痛、インフルエンザ	杏仁《きょうにん》、麻黄《まおう》、桂皮《けいひ》、甘草《かんぞう》
	葛根湯加川芎辛夷《かっこんとうかせんきゅうしんい》	急性・慢性の鼻づまりや鼻炎、花粉症対策	葛根湯《かっこんとう》＋川芎《せんきゅう》、辛夷《しんい》
	辛《しん》夷《い》清《せい》肺《はい》湯《とう》	鼻づまり、慢性鼻炎、蓄膿症	石膏《せっこう》、麦門冬《ばくもんどう》、黄芩《おうごん》、山梔子《さんしし》、知母《ちも》、百合《びゃくごう》、辛夷《しんい》、枇杷葉《びわよう》、升麻《しょうま》
	小《しょう》青《せい》竜《りゅう》湯《とう》	鼻水、鼻づまり、くしゃみ、アレルギー性鼻炎	半夏《はんげ》、乾姜《かんきょう》、甘草《かんぞう》、桂皮《けいひ》、五味子《ごみし》、細辛《さいしん》、芍薬《しゃくやく》、麻黄《まおう》
胃	安《あん》中《ちゅう》散《さん》	神経性胃炎、慢性胃炎	桂皮《けいひ》、延胡索《えんごさく》、牡蠣《ぼれい》、茴香《ういきょう》、甘草《かんぞう》
	平《へい》胃《い》散《さん》	胃もたれ、消化不良、食欲不振	蒼朮《そうじゅつ》、厚朴《こうぼく》、陳皮《ちんぴ》、大棗《たいそう》
	補《ほ》中《ちゅう》益《えっ》気《き》湯《とう》	食欲不振、胃下垂、夏やせ	黄耆《おうぎ》、蒼朮《そうじゅつ》、人参《にんじん》、当帰《とうき》、柴胡《さいこ》、陳皮《ちんぴ》
痛み	芍《しゃく》薬《やく》甘《かん》草《ぞう》湯《とう》	筋肉の痙攣をともなうずきずきとした痛み	甘草《かんぞう》、芍薬《しゃくやく》
	五《ご》苓《れい》散《さん》	頭痛、三叉神経痛、下痢	沢瀉《たくしゃ》、蒼朮《そうじゅつ》、猪苓《ちょれい》、茯苓《ぶくりょう》、桂皮《けいひ》
睡眠	抑《よく》肝《かん》散《さん》	不眠症、神経症	蒼朮《そうじゅつ》、茯苓《ぶくりょう》、川芎《せんきゅう》、釣藤鈎《ちょうとうこう》、当帰《とうき》

	漢方薬名	おもな効能	おもな生薬
にきび	清《せい》上《じょう》防《ぼう》風《ふう》湯《とう》	にきび	黄芩《おうごん》、桔梗《ききょう》、山梔子《さんしし》、川芎《せんきゅう》、防風《ぼうふう》、白芷《びゃくし》
痔	乙《おつ》字《じ》湯《とう》	切れ痔、いぼ痔	当帰《とうき》、柴胡《さいこ》、黄芩《おうごん》、甘草《かんぞう》、升麻《しょうま》、大黄《だいおう》
泌尿器	八《はち》味《み》地《じ》黄《おう》丸《がん》	腎炎、糖尿病、腰痛、膀胱カタル、前立腺肥大	地黄《じおう》、山茱萸《さんしゅゆ》、山薬《さんやく》、沢瀉《たくしゃ》、茯苓《ぶくりょう》、附子《ぶし》
	清《せい》心《しん》蓮《れん》子《し》飲《いん》	残尿感、頻尿、排尿痛	麦門冬《ばくもんどう》、茯苓《ぶくりょう》、人参《にんじん》、蓮肉《れんにく》、黄芩《おうごん》、車前子《しゃぜんし》
	牛《ご》車《しゃ》腎《じん》気《き》丸《がん》	排尿困難、頻尿、むくみ	八味地黄丸《はちみじおうがん》＋牛膝《ごしつ》、車前子《しゃぜんし》
皮膚	紫《し》雲《うん》膏《こう》	ひび、あかぎれ、しもやけ、外傷、やけど、痔、かぶれ、あせも、床ずれ	紫根《しこん》、当帰《とうき》、ゴマ油、ミツロウ
	神《しん》仙《せん》太《た》乙《いつ》膏《こう》	切り傷、かゆみ、ひび、あかぎれ、やけど、虫さされ、床ずれ、痔	当帰《とうき》、桂皮《けいひ》、大黄《だいおう》、芍薬《しゃくやく》、地黄《じおう》、玄参《げんじん》、白芷《びゃくし》、ゴマ油、ミツロウ

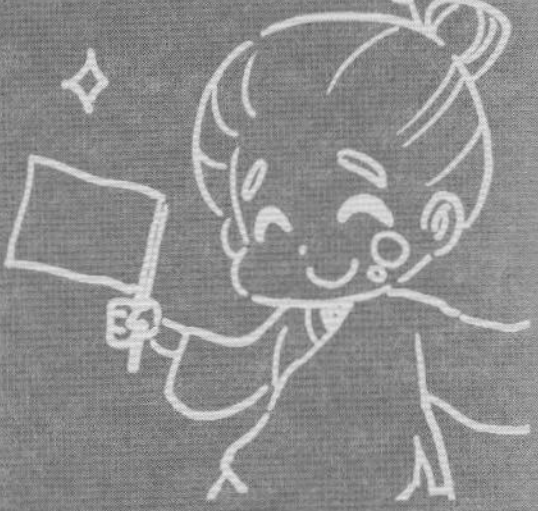

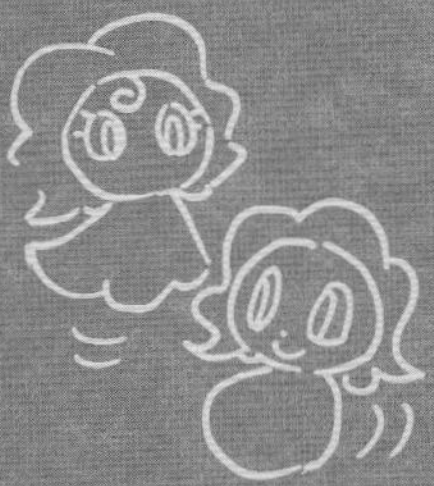

10章 婦人科系の薬

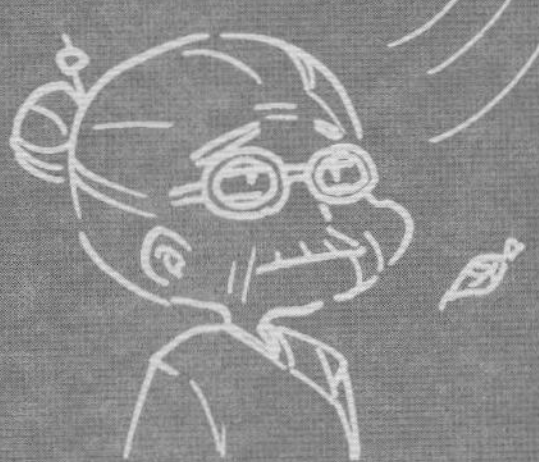

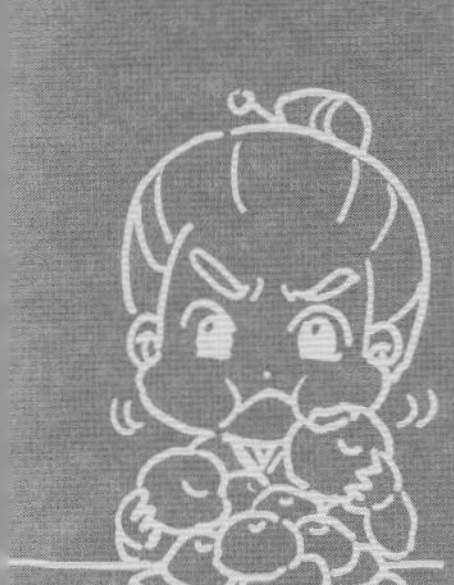

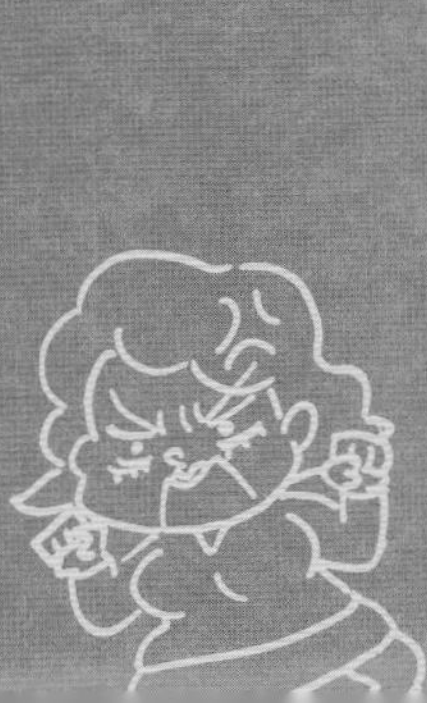

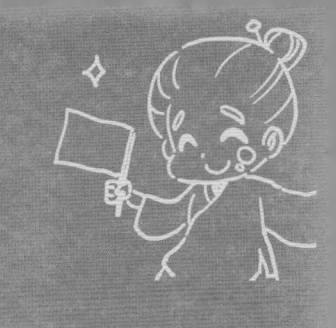

女性ホルモンの役割と体の変化

人間の体内では男性ホルモンと女性ホルモンの両方の性ホルモンが作られていて、男性では男性ホルモンが多く、女性では女性ホルモンが多く作られます。男女ともに、ホルモンは生殖器と副腎で作られます。

女性ホルモンの役割は、妊娠を成立させ、それを維持すること。そのため、月経を起こします。

女性ホルモンにはエストロゲンと呼ばれる卵胞ホルモンと、プロゲステロンと呼ばれる黄体ホルモンがあります。エストロゲンは女性が妊娠できるようにするためのホルモンで、卵子を成長させ、子宮内膜を増殖させるなどの働きがあります。エストロゲンは、妊娠にそなえて女性らしい体を作るだけでなく、「気分を明るくする」「記憶力を高める」「肌に潤いを与える」「髪をつややかにする」「骨を丈夫にする」「血管を強くする」といった、さまざまな働きがあります。

一方、プロゲステロンは妊娠を維持させるように働くホルモンで、子宮内膜を厚くし、乳腺を発達させるなど、妊娠が起こってもよいように体を調整する働きがあるほか、「イライラしたり、落ち込んだりする」「食欲が増す」「眠くなる」などの作用もあります。どちらのホルモンも、月経周期

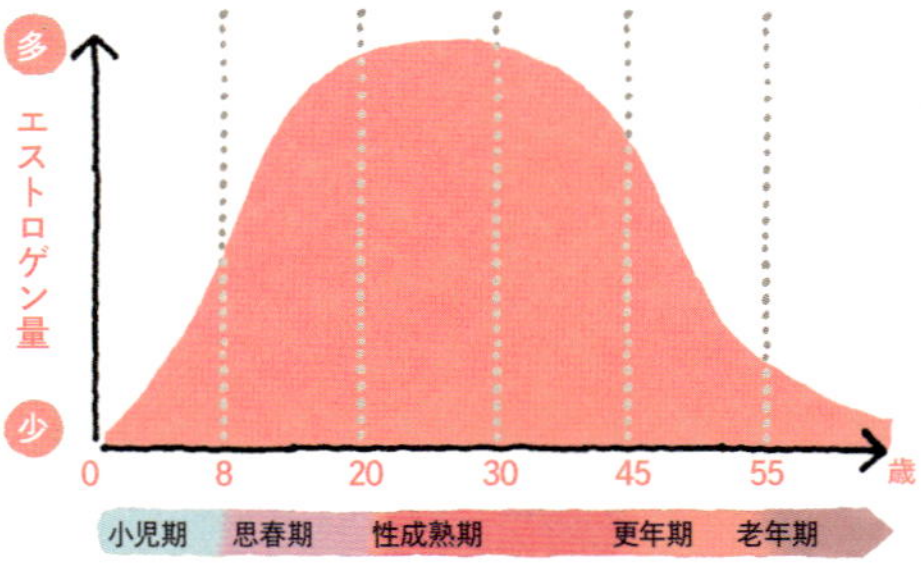
多
エストロゲン量
少
0
8
20
30
45
55
歳
小児期
思春期
性成熟期
更年期
老年期

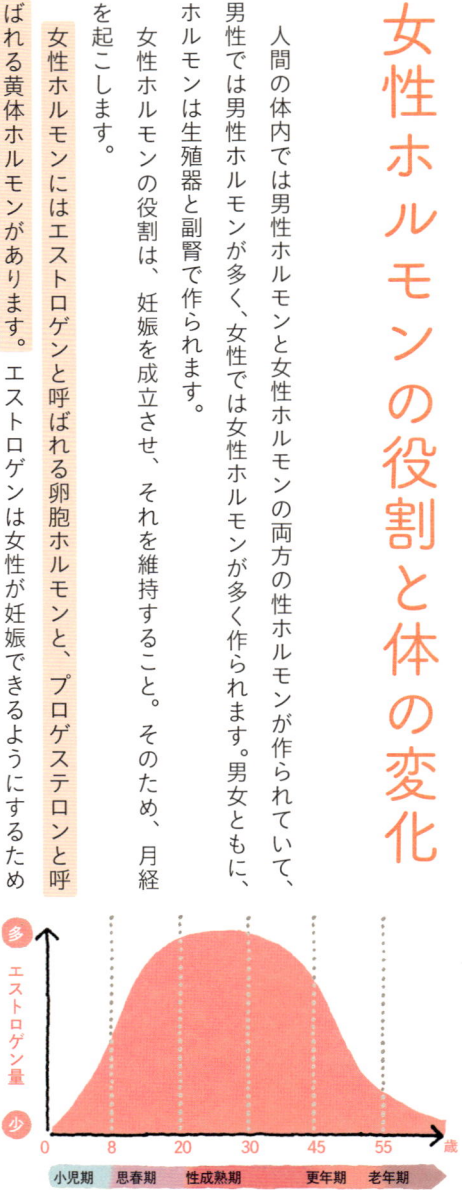

に合わせて、分泌量が増減します。

10代で初潮を迎えてから、50代で閉経するまで、女性は女性ホルモン分泌量の増減に合わせて、心の状態も体の状態も大きく変化します。女性の人生は、まさに女性ホルモンとともにあるのです。

女性特有の体の不調はホルモンバランスによるところが多く、西洋医学では不得意な分野といわれています。一方、血の巡りを重要視している漢方医学ではこれらの諸症状を「血の道」と呼び、その治療手段についてはいくつものアプローチがあるのです。昨今では、専門家のもと、個人個人の体質に合わせた漢方薬を選択するというケースも増えてきているようです。

ホルモン姉妹

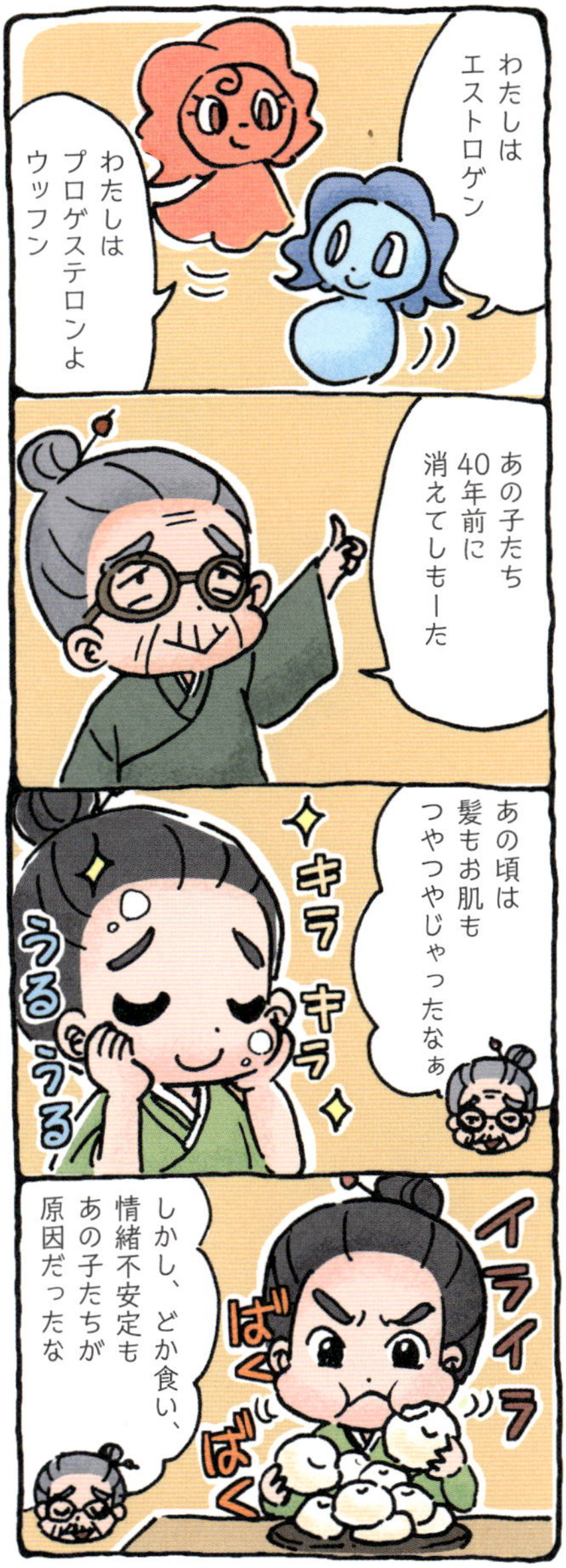
わたしは
エストロゲン
わたしは
プロゲステロンよ
ウッフン
あの子たち
40年前に
消えてしもーた
あの頃は
髪もお肌も
つやつやじゃったなぁ
キラ キラ
うる うる
しかし、どか食い、
情緒不安定も
あの子たちが
原因だったな
イライラ
ばく ばく

更年期薬

更年期の諸症状

　思春期から40代半ばごろまでの性成熟期の間は、女性ホルモンは順調に分泌されますが、それを過ぎると卵巣の機能が低下し、エストロゲンの分泌量が減少しはじめます。やがて閉経するまでの約10年間が更年期と呼ばれ、気分の落ち込みや体調不良など、さまざまな症状が現れてきます。

　たとえば、ほてり。ホットフラッシュとも呼ばれ、顔が急に熱くなり、のぼせるような状態になります。突然汗が止まらなくなる、指先が冷える、肩がこる、頭痛やめまい、イライラ、急に悲しくなる、夜は眠れず、日中はだるい……など、心と体の両方に症状が現れます。

　更年期はまた、生活のリズムが変わる時期でもあります。親の介護や子どもの独立、職場での立場など、人間関係に変化が訪れることもあり、ストレスを抱えがちです。自分の現状や症状を家族や友人に話し、理解してもらうことでストレスを軽減することも有効です。更年期の症状はやがて治まります。「そのうち楽になる」とのんきに構えるのもよい過ごし方かもしれません。閉経後は骨粗しょう症になり

漢方処方の薬にはどんなものがあるの？

婦人科系の漢方処方薬はたくさんあります。多くの薬のなかから、自分の体質と症状に合ったものを選べるよう、漢方の専門家のアドバイスを受けましょう。

●**桂枝茯苓丸《けいしぶくりょうがん》**〈比較的体力がある人に〉
ケイヒ、シャクヤク、トウニン、ブクリョウなどを配合

●**加味逍遙散《かみしょうようさん》**〈体力が中程度の人に〉
サイコ、シャクヤク、ソウジュツ、トウキなどを配合

●**当帰芍薬散《とうきしゃくやくさん》**〈体力虚弱な人に〉
シャクヤク、ソウジュツ、タクシャ、ブクリョウなどを配合

やすいので、バランスのよい食事やカルシウムの摂取、そして適度な運動を心がけましょう。

更年期の症状には個人差があります。まったく気にならない人もいますが、日常生活もままならない場合は、婦人科を受診しましょう。

市販薬では漢方処方のものや、生薬とビタミン剤を配合したものがあります。

ホットフラッシュ隊

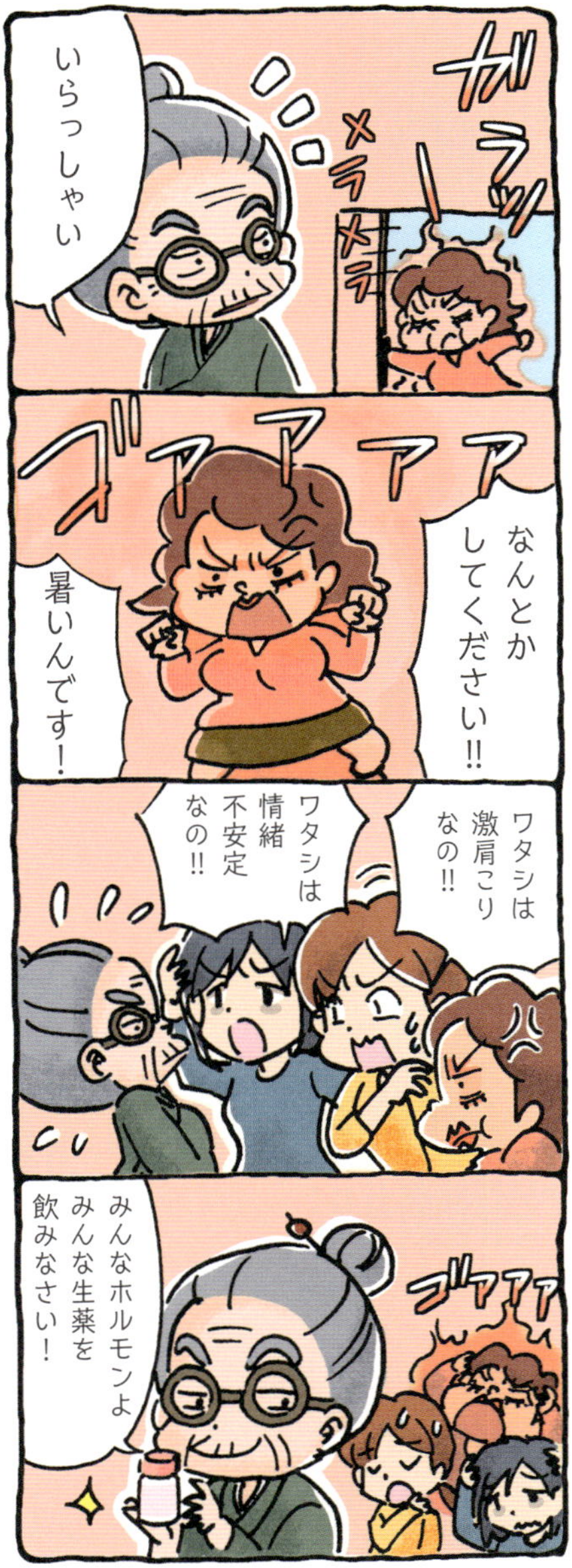
ガラッ
メラメラ
いらっしゃい
ゴァァァァ
なんとかしてください!!
暑いんです!
ワタシは激肩こりなの!!
ワタシは情緒不安定なの!!
ゴァァァ
みんなホルモンよ みんな生薬を飲みなさい!

更年期薬

女性保健薬　命の母A【小林製薬】和漢生薬+ビタミン類の複合薬

ツムラの女性薬ラムールQ【ツムラ】ホルモンバランスの乱れによる冷えなどに

ルビーナ【武田】漢方処方「連珠飲」に由来した漢方薬

「クラシエ」漢方加味逍遙散料エキス顆粒【クラシエ】疲れやすい人の冷え症や、生理不順などに効果

月経痛薬（生理痛薬）

がまんしないで自分に合った対処法を

月経は使われなかった子宮内膜が出血（経血）とともに、はがれ落ちる現象です。28日ほどの周期で繰り返し、妊娠中を除いて閉経するまで続きます。

月経が始まる10日ほど前から心や体の変調を感じる場合があります。イライラや落ち込み、むくみ、頭痛、腰痛、腹痛、乳房痛など、症状はさまざまです。これを月経前症候群（PMS）と呼びます。

月経が始まると、子宮内膜や月経血を体外に押し出すために、子宮が収縮します。これが痛みとなって現れたのが月経痛です。痛みの程度は人それぞれですが、下腹部痛のほかに腰痛や頭痛があり、吐き気やめまいを感じるなど、全身に強い症状がある場合は、月経困難症と呼ばれています。

月経のたびに痛みが増していく、期間が長引く、量が増えるといった場合は、子宮筋腫や子宮内膜症が原因かもしれません。また、出血がひどく、貧血が心配される場合もあります。そんなときは、すぐに医療機関を受診しましょう。

月経痛

イブプロフェン

イブA錠【エスエス】

エルペインコーワ【興和】ブチルスコポラミン臭化物が子宮・腸管の過度な収縮を抑える

ノーシンピュア【アラクス】

バファリンルナi【ライオン】イブプロフェンとアセトアミノフェンのダブル処方

リングルアイビーα200【佐藤】飲みやすい小粒のジェルカプセル

ロキソプロフェン

ロキソニンSプラス【第一三共】胃にやさしい成分をプラス配合

漢方

「クラシエ」漢方桂枝茯苓丸料エキス顆粒【クラシエ】

「クラシエ」漢方桃核承気湯エキス顆粒【クラシエ】代表的な瘀血の薬方

どんな薬がよいの？

痛みのきっかけ物質（p51参照）を抑えれば月経痛はやわらぎます。**アセトアミノフェン**、**イブプロフェン**などの鎮痛成分に、補助成分の**カフェイン**、胃粘膜を保護する制酸成分、催眠鎮静成分などを合わせた薬を選びましょう。ただし、鎮痛成分には胃腸障害をもたらすものもあります。桂枝茯苓丸《けいしぶくりょうがん》、加味逍遙散《かみしょうようさん》、当帰芍薬散《とうきしゃくやくさん》、温清飲《うんせいいん》といった漢方処方のものや生薬配合のもの、また、小粒で飲みやすくした女性向けの鎮痛薬もあります。

月経前症候群の症状を緩和

プレフェミン【ゼリア】月経前症候群の症状を緩和する西洋ハーブ薬

月経の思い出

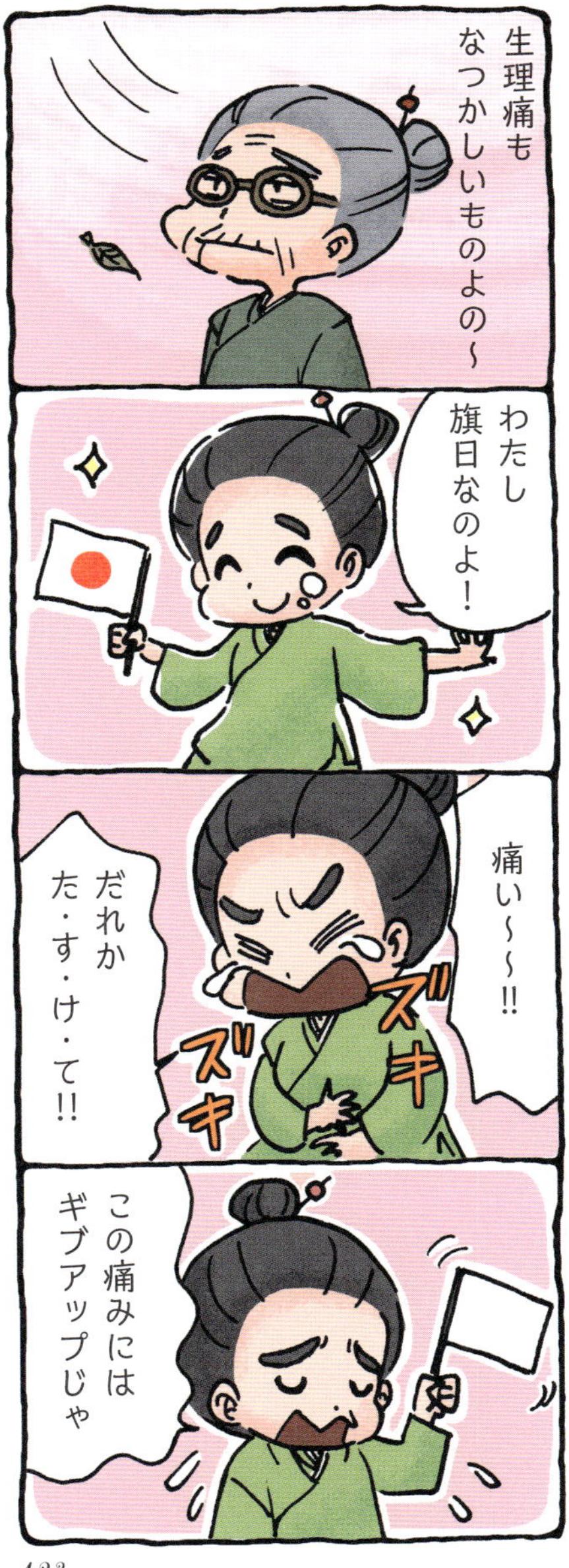

生理痛も なつかしいものよの～
わたし 旗日なのよ！
痛い～～!!
だれか た・す・け・て!!
ズキ
ズキ
この痛みには ギブアップじゃ

デリケートゾーンの薬

低刺激性で肌にやさしい外用薬

下着やパンティストッキング、細身のパンツなどによる締めつけにより、デリケートゾーンはいつも蒸れやすい状態にあります。汗やおりもの、ナプキンのかぶれなどが原因で、雑菌が繁殖し、かゆみが生じることも少なくありません。月経時はこまめにナプキンを替え、排便後はシャワートイレを使うなど、患部を常に清潔にし、通気性のよい下着を着用しましょう。

デリケートゾーンのかゆみを抑える外用薬を使うなどして、早めに対処します。ただし、非常に強いかゆみがある場合や、なかなか改善されない場合は、医療機関を受診しましょう。

どんな薬がよいの?

かゆみを抑える抗ヒスタミン成分の**ジフェンヒドラミン塩酸塩**に、抗炎症成分や殺菌成分、血行促進の**ビタミンE**、さらに局所麻酔成分を加えてあるものもあります。デリケートゾーンは粘膜部分が多いので、厚塗りは禁止です。うすくのばして使いましょう。

デリケートS【日邦】
有効成分の働きにより患部を殺菌し、かゆみを改善する非ステロイド製剤
フェミニーナ軟膏S【小林製薬】
局所麻酔成分と抗ヒスタミン成分を配合
デリケアb【池田模範堂】
肌にやさしい弱酸性
デリトリーナ【大正】
ジフェンヒドラミン、リドカインなどを配合

11章 泌尿器の薬

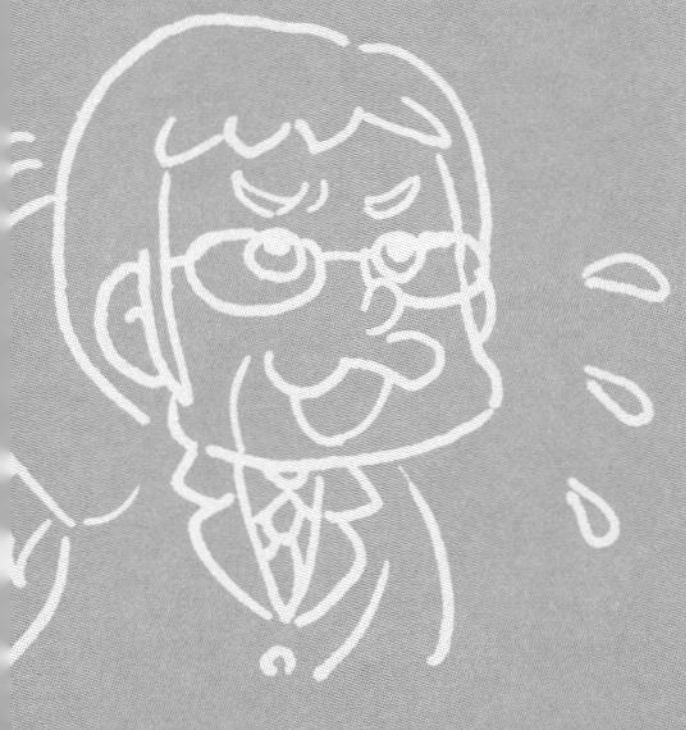

頻尿・尿もれの薬

頻尿や尿もれの悩みには

尿は腎臓で作られ、膀胱に送られます。膀胱は尿を溜めておき、半分ほどの量まで溜まると尿意が脳に伝えられます。そのとき脳は排尿するか我慢するかを判断します。膀胱の下には尿道括約筋があり、尿が漏れないように出すか出さないかをコントロールしています。排尿するときは、自分の意思で尿道括約筋をゆるめます。

加齢や出産などにより、尿道括約筋が衰えると、頻尿や尿もれ（尿失禁）、尿意の切迫感といった症状が現れてきます。

女性に多い症状に過活動膀胱があげられます。これは、自分の意思とは関係なく、膀胱が勝手に収縮してしまうため、突然尿意が起こる現象。外出時でも就寝時でも起きるので、常に排尿のことを考えてしまい、気分が滅入ったり、人つきあいができなくなったりすることもあります。

泌尿器の悩みはなかなか話しにくいものですが、最近はよい市販薬もあるので、積極的に専門家に相談してみましょう。

レディガードコーワ【興和】フラボキサート塩酸塩を配合した女性用の薬
ユリナールb【小林製薬】9種類の生薬からなる清心蓮子飲という漢方製剤
ハルンケア内服液【大鵬】手足の冷えをともなう頻尿の症状の緩和
ジェントスルーコーワ細粒【興和】頻尿・夜間尿などに10種の生薬の抽出エキス配合
ボーコレン【小林製薬】炎症を抑えて菌を押し流す、11種の生薬からなる漢方処方
腎仙散【摩耶堂】膀胱炎に悩む忙しい女性に

どんな薬がよいの?

過活動膀胱には、**コハク酸リフェナシン**や**塩酸オキシブチニン**などの抗コリン成分を含む医療用の薬があります。抗コリン薬は膀胱を収縮させる働きを遮断する作用が有効です。市販薬では、頻尿治療成分**フラボキサート塩酸塩**を含む、女性向けの薬もあります。漢方薬には排泄をスムーズに行えるような薬が多く市販されています。病院で出される抗コリン薬には口の乾きや便秘、眠気などの副作用が現れる場合があります。

膀胱

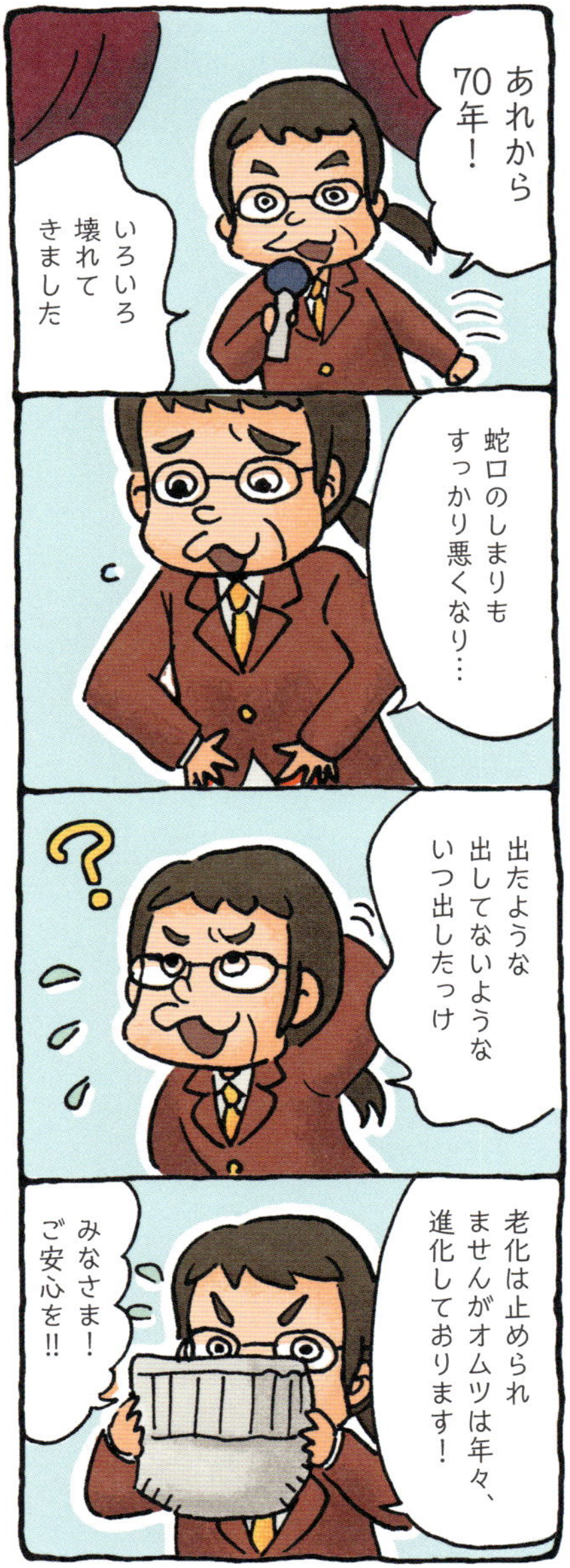
あれから70年!
いろいろ壊れてきました
蛇口のしまりもすっかり悪くなり…
出たような出してないようないつ出したっけ
老化は止められませんがオムツは年々、進化しております!
みなさま!ご安心を!!

「前立腺肥大症」は男性特有の排尿障害

加齢とともに、女性には過活動膀胱症候群が現れる場合がありますが、男性には男性特有の排尿障害の症状が見られるようになります。

男性は年齢を重ねるとともに前立腺が肥大し、尿道が圧迫されると、尿の出が悪くなります。そのため、頻尿や残尿感といった症状が現れます。男性ホルモンの分泌が減り、ホルモンバランスが崩れることがおもな原因と考えられています。このような男性の排尿障害には、尿道をゆるめて尿を出しやすくするα1ブロッカー（またはα1遮断薬）が用いられます。また、漢方処方薬にもいろいろな種類があります。

どんな薬がよいの？

医療用のα1遮断薬には、**塩酸タムスロシン**、**ナフトピジル**、**シロドシン**などがあります。漢方では八味地黄丸《はちみじおうがん》や牛車腎気丸《ごしゃじんきがん》などがよく用いられます。

副作用

α1遮断薬を服用すると、眠気やふらつき、めまい、起立性低血圧などの症状が現れることがあります。

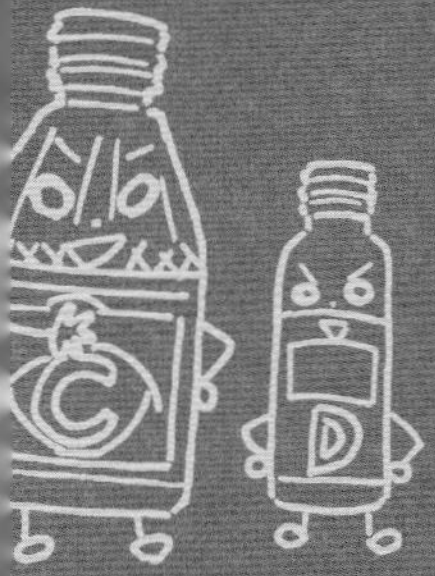

12章 栄養剤・ドリンク剤

栄養ドリンク

手軽に飲めるドリンク剤の中身は？

薬局やコンビニなどで売られている栄養ドリンクには、どんな種類があるのでしょうか？　わかりやすく分類すると、薬局で扱う「第2類医薬品」「第3類医薬品」、量販店やコンビニでも扱われる「医薬部外品」「清涼飲料」とに分かれます。

第2類医薬品の栄養ドリンクは、医療的な見地から「効果が見込める」といえます。生薬や一定値以上のカフェインが含まれているものが第2類に含まれます。しかし、効果を期待して過剰に使用すると危険で、「副作用」にも十分注意が必要です。

第3類医薬品の表示があるドリンク剤は、第2類と同様に「効果が見込める」とされていますが、副作用のリスクが第2類よりも小さいといえます。

医薬部外品は、医薬品以下、化粧品未満の効果が期待できるという扱いです。副作用の危険が最も少ない栄養ドリンクですが、なかにはローヤルゼリーなど、医薬品としては扱われていない貴重な成分を多く含んだものもあり、医薬品よりも値段の高い医薬部外品の栄養ドリンクも少なくありません。

そして清涼飲料として流通しているものは、糖分とカフェインに数種のビタミン

グロンサン内服液【ライオン】グルクロノラクトン600mgに4種類のビタミンを配合したドリンク剤
ユンケル黄帝液【佐藤】動物性生薬としてゴオウ、シベット、ローヤルゼリー、ハンピ、植物性生薬としてニンジン、西洋サンザシ、ジオウを配合
ニューゼナF-III【大正】
チオビタドリンク1000【大鵬】
新グロモント【ライオン】汗を流したあとのエネルギー補給に
エスカップ【エスエス】フルーツのエッセンスをミックスした、さわやかな服用感
リポビタンDW【大正】
チョコラBBローヤル2【エーザイ】肉体疲労時の栄養補給、滋養強壮に
ビタシーゴールドD【常盤】

ドリンク剤

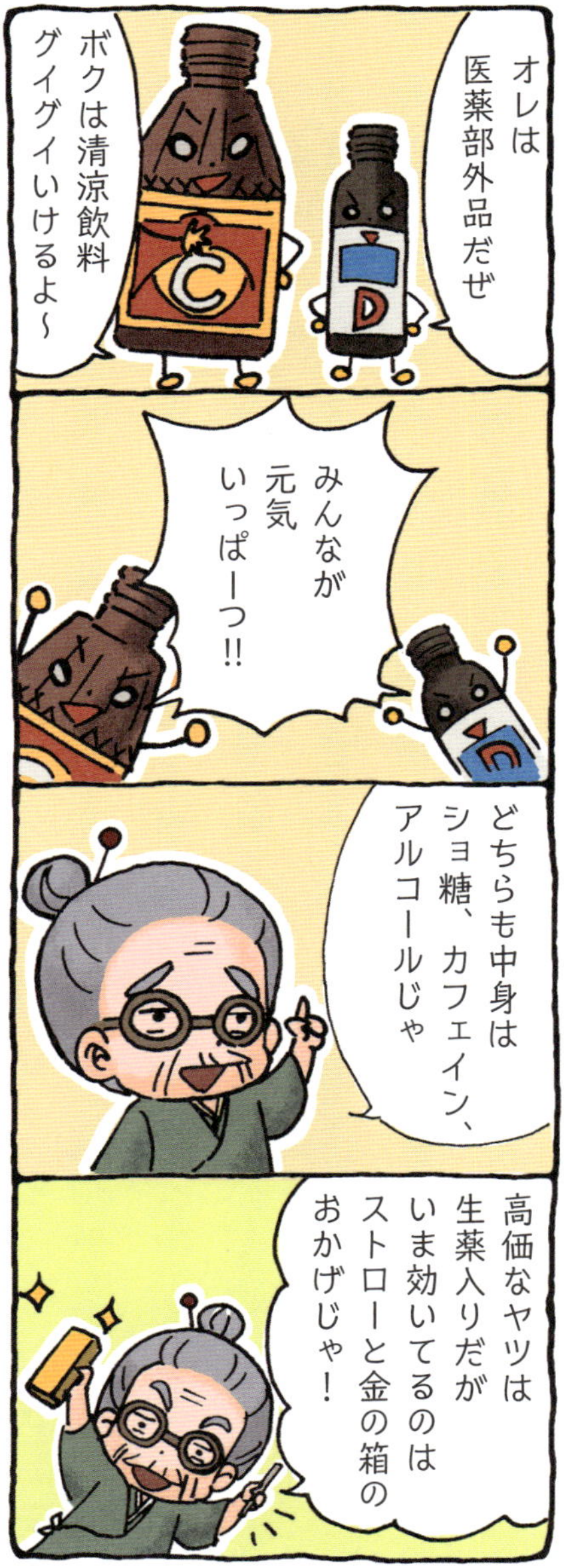
オレは医薬部外品だぜ
ボクは清涼飲料グイグイいけるよ~
みんなが元気いっぱーつ!!
どちらも中身はショ糖、カフェイン、アルコールじゃ
高価なヤツは生薬入りだがいま効いてるのはストローと金の箱のおかげじゃ!

類を加えたものです。清涼感のある炭酸系のものもあり、糖とカフェインの効果で元気になった感覚が味わえるかもしれません。

医薬部外品のものは、容器も小さめで、糖とカフェイン、アルコールと各種ビタミンが含まれています。高額の商品には、おもに生薬が配合されています。

例えば、配合されたビタミンB_1は、糖をエネルギーに換える手助けをして、疲労回復につながります。残念ながら、生薬には即効性がないため、飲んですぐに実感できるものではありません。やはり、糖とカフェイン、アルコールの即効性が、体力回復の実感を助けていると考えられます。

カフェイン中毒

短時間にカフェインを過剰摂取すると、「不眠、不安感、胃痛、吐き気、心拍数の増加」などの急性中毒症状が現れます。アルコールと同じように耐性には個人差がありますが、パニックに陥ったり、痙攣など重度の症状が現れると、最悪の場合死に至る可能性もあります。習慣的に摂取すると「慢性中毒」になることも。カフェインを摂取しないと「イライラする。落ち着かない。偏頭痛を感じる」などの自覚がある人は、カフェイン依存からくる中毒症状かもしれません。

ビタミン剤

人間が補給し続けなければならないビタミン

ビタミン類は、人間の体内でほとんど合成することができないので、毎日の食事などから摂取補給される物質です。

労働やスポーツの疲れ、ストレスや喫煙、病気やアルコール過多、授乳期などの人の体内では、ビタミンが多く使われます。体内でビタミンが不足すると、さまざまな症状が現れるのです。

例えば、体の倦怠感や肩こりにはビタミンB_1、女性の肌荒れやしみ、そばかすにはビタミンCをとると、症状が改善されます。このように、症状や目的に合ったものを選ぶことが大切です。

必要な量は、どのくらいか

ビタミン類の吸収率には個人差があるので、成人の必要量に安全量を上乗せした量を「所要量」としています。症状の改善、治療を考えて飲む量を「常用量」といいます。1日の所要量の2〜3倍の量が効果的だとされています。

ビタミンA主薬

カワイ肝油ドロップS【河合】

ビタミンB_1主薬

アクテージAN錠【武田】

アリナミンA【武田】体が疲れたときのビタミンB_1補給、筋肉の痛みに

キューピーコーワiプラス【興和】

ビタミンB_1、B_6、B_{12}、E主薬

ノイビタZE【第一三共】肉体疲労時のビタミンB_1、B_6、B_{12}の補給、肩こり、眼精疲労に

エスファイトゴールドDX【エスエス】神経や筋肉の機能維持に必要なビタミンB_1・B_6・B_{12}を配合し、眼精疲労、腰痛、肩こりなどによく効く

ビタミンC主薬

ハイシー 1000【武田】

ビタミンE主薬

ユベラックス【エーザイ】

総合ビタミン剤

バランスを考えて配合されたビタミン剤

日常の食事だけでは、ビタミン不足が心配される人に、総合ビタミン剤があります。ビタミンの多くは、体内で生産、合成することはできませんが、人間の成長、活力、健康のためになくてはならないものです。各ビタミンは、それぞれに重要な働きがあり、相乗効果でさらにその効力が増します。A、C、Eはいっしょにとることで、互いに協力しながら抗酸化作用を発揮します。B群はいっしょにとったときに最大の効果を発揮し、また、ビタミン剤にはミネラルも配合されています。

ビタミン剤のサプリメント（健康食品）は、手軽でとても人気がありますが、この健康食品と市販医薬品では、その成分や効果効能に大きな差があります。薬事法の認定を受けた医薬品と健康食品（サプリメント）は、似ていても全く異なるものです。そのうえ、この2つの併用には危険がともなうので、過剰摂取も含めて十分注意しましょう。

ポポンSプラス【塩野義】 11種のビタミンと3種のミネラルを配合
ドックマン【全薬工業】 21種のビタミン・ミネラルなどを配合
ビタミネンゴールド【佐藤】 10種のビタミンと鉄・カルシウムを配合
指定医薬部外品
ポポンS【塩野義】 8種類のビタミンと2種類のミネラルをバランスよく配合
キューピーコーワゴールドA【興和】

ビタミン欠乏症

ビタミンA	夜盲症、ドライアイ、サメ肌、免疫力低下
ビタミンB_1	倦怠感、食欲不振、胃腸障害、イライラ
ビタミンB_2	角膜炎、口角炎、脂漏性皮膚炎
ビタミンB_6	湿疹、皮膚炎、神経過敏症、不眠症
ナイアシン	倦怠感、食欲不振、胃腸障害
パントテン酸	疲労、胃腸障害、神経障害
ビオチン	疲労感、不眠、知覚異常、皮膚炎
葉酸	口内炎、胃腸障害、貧血
ビタミンB_{12}	悪性貧血、食欲不振、消化不良、無気力
ビタミンC	壊血病、貧血、歯周病
ビタミンD	骨粗しょう症、くる病、虫歯
ビタミンE	血液障害、筋肉の萎縮
ビタミンK	出血が止まらない、大腸炎、下痢、痔

ビタミンとミネラルの違い

ビタミンとミネラルは、微量栄養素といわれ、たんぱく質や糖質、脂質などの利用を促進する働きがあります。ビタミンは生物からできる有機化合物、ミネラルは土や石に含まれる無機化合物です。

ビタミンはとりすぎてもあまり大きな問題はありませんが、亜鉛、鉄、銅などのミネラルは、とりすぎると中毒を起こす可能性があります。

老年期、更年期、授乳期に気になるカルシウム

カルシウム剤は、サプリメントやドリンク剤としても人気があります。カルシウムは歯や骨の形成維持になくてはならない栄養素。血液や細胞の中にあって、筋肉の収縮、血液の凝固、ホルモンの分泌、精神の安定にも深く関わっているとされています。

カルシウムは、全身の細胞や組織のさまざまな代謝に必要とされるマグネシウムと、2対1の割合で摂取することが望ましいとされています。

副作用

カルシウム剤で便秘や結石症になることがあります。また、ミネラル剤は抗菌薬や抗生物質との相互作用に注意すべきです。

新カルシチュウD_3【武田】
ワダカルシューム錠【ワダカルシウム】
新ササカール【和漢薬】

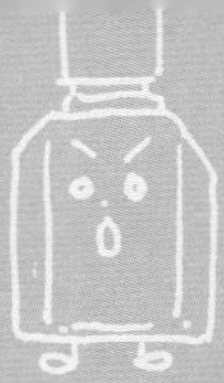

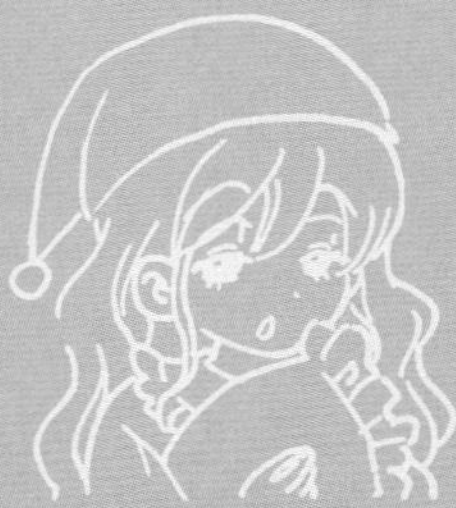

13章 体と心の薬

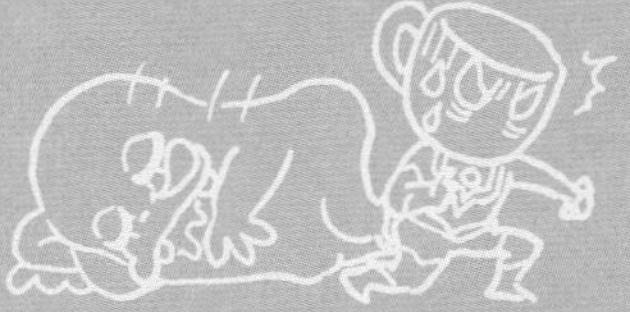

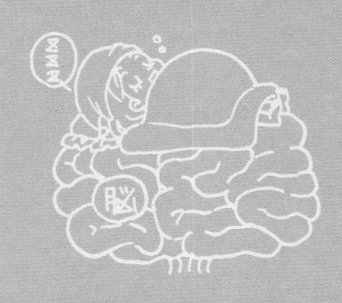

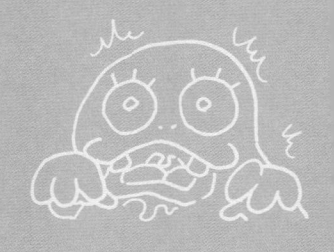

催眠鎮静薬

抗ヒスタミン薬の眠くなる成分を利用

睡眠を促す薬は睡眠薬ですが、市販薬では「睡眠改善薬」という名称になっています。寝つきが悪い、いろいろなことが気になって眠りが浅い、そんな軽い睡眠障害を一時的にやわらげてくれる効果があるといわれています。医師から処方してもらえる処方薬と比べると、効きめはかなり弱いもので、主成分はどれも「ジフェンヒドラミン塩酸塩」です。

このジフェンヒドラミン塩酸塩を含む薬は、かぜ薬・鼻炎薬・酔い止めなどの成分である、抗ヒスタミン薬の副作用を応用して作られたものです。鼻炎薬の注意書きには「眠気を催す場合があるため、車の運転をする場合は注意」といった記載が必ずありますが、脳の中のヒスタミンを抑えることで、眠気を誘発する成分です。

そして、「日常的に不眠の人、不眠症の診断を受けた人」についても、注意書きがあるのは、睡眠薬との明確な区別と、連用常用による副作用の警鐘だと考えられます。継続使用は精神依存につながることがあり、効かなくなることもあります。

不眠症の症状は人それぞれに違います。薬を使用する場合は、手近な市販薬に頼

ジフェンヒドラミン塩酸塩配合

ドリエルEX【エスエス】ラベンダーアロマ配合

ネオデイ【大正】

ドリーミオ【資生堂薬品】

リポスミン【皇漢堂】

ウット【伊丹製薬】頭痛、精神興奮、神経衰弱、その他の鎮静を必要とする諸症状に

漢方・生薬配合

レスフィーナ細粒「分包」【塩野義】9種類の生薬からなる抑肝散加芍薬黄連水製乾燥エキス配合

ナビゲート顆粒「分包」【日邦】抑肝散加芍薬黄連水製乾燥エキス配合

漢方ナイトミン【小林製薬】漢方処方「酸棗仁湯」配合

パンセダン【佐藤】習慣性などの副作用が少ない静穏剤

るのではなく、医師の指導のもとで自分の症状に合った適切な処置を行うことが大切です。

どんな薬がよいの？

第一世代の抗ヒスタミン成分**ジフェンヒドラミン塩酸塩**、または催眠鎮静成分の**アリルイソプロピルアセチル尿素**や**ブロムワレリル尿素**が使われています。生薬を配合したものも多く、鎮静作用がある**カノコソウ**や**カギカズラ**、**ジンコウ**、安眠作用がある**バレリアン**や**パッションフラワー（チャボトケイソウ）**も用いられます。

漢方薬では酸棗仁《さんそうにん》、柴胡《さいこ》加竜骨《かりゅうこつ》牡蠣湯《ぼれいとう》、抑肝散《よくかんさん》がよく知られています。

副作用

ジフェンヒドラミンには抗コリン作用があり、口の乾き、散瞳、頻脈、便秘などの副作用が現れる場合があります。

抗ヒスタミンちゃん

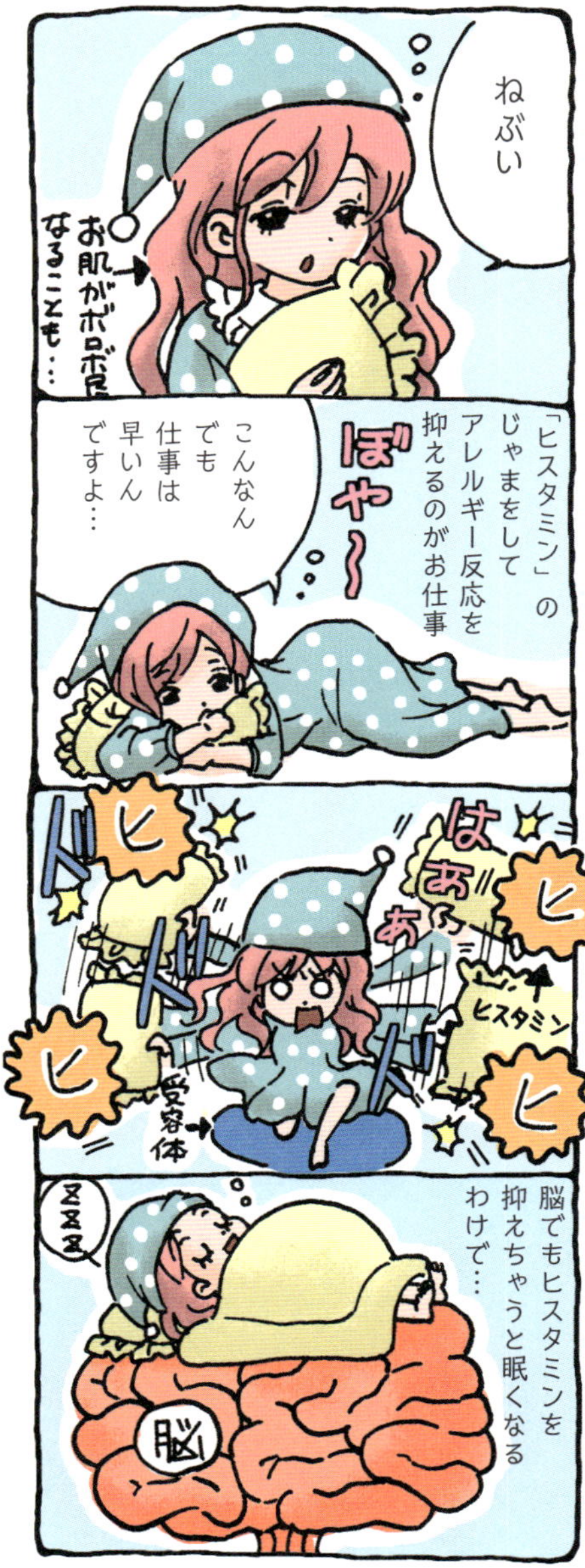

ねぶい
お肌がボロボロになることも…
「ヒスタミン」のじゃまをしてアレルギー反応を抑えるのがお仕事
ぼや〜
こんなんでも仕事は早いんですよ…
はあああ
ヒ
ヒ
ヒ
ヒ
ドド
ヒスタミン
受容体
脳でもヒスタミンを抑えちゃうと眠くなるわけで…
脳

眠気防止薬

カフェイン成分で眠気スッキリ

長時間の運転や深夜の仕事など、日常生活において、眠気やだるさをとりたいときに使う薬です。ほとんどの薬がカフェインを含み、中枢神経を興奮させる作用があるため、眠気が覚めたり、疲労を感じなかったりという効果があるのです。

カフェインは、摂取してから30分ほどで効果が出始め、3〜4時間で効果がピーク、6時間程度で消えてくるといわれています。

眠気防止などは、その30分前に摂取するとタイミングよく効果が発揮されます。仕事の休み時間にコーヒーなどを飲むと、その後に集中力が生まれます。

しかしコーヒーやドリンク剤でも、適切な量を超えるとカフェインの過剰摂取となり、体に副作用が出てしまいます。致死量は明確なものではありませんが、内服量としては5〜10g、血中致死濃度は100mg/ℓとされています。

カフェインの副作用には短期に大量に摂取した場合の「急性中毒」と、長期間続けた場合の「慢性中毒」の2種類があります。

急性中毒の症状としては、めまい、心拍数の増加、興奮、不安、震え、下痢・吐

エスタロンモカ内服液【エスエス】コーヒー3杯分のカフェイン配合
ポンツシン内服液【ゼリア】のどごしのよいあっさり味
カフェクール500【アラクス】
カーフェソフト錠【エーザイ】
カフェロップ【第一三共】携帯に便利なドロップタイプ
トメルミン【ライオン】眠気・だるさに水なし1錠で効く

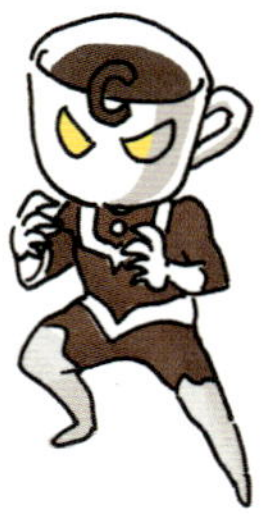

カフェインマン

コーヒーや緑茶だけでなく、高級カカオチョコにもたっぷり入っているんだぞ。

き気、不眠などがあげられます。

慢性的な中毒で依存症（p-31）になってしまう場合もあります。頭痛や倦怠感などの離脱症状（禁断症状）を起こしたり、最悪の場合は死に至る事故もあるのです。子どもや妊婦などはカフェインに対して敏感なので、特に過剰摂取に注意してください。

どんな薬がよいの？

中枢神経興奮成分の**カフェイン**に、倦怠感をやわらげる**ビタミンB群**を加えてあります。カフェインは服用後30分ほどで効果が現れます。

どのくらいの量ならよいの？

カフェインは1回に500mg、1日に1g以上とると、胃部不快感、頭痛、動悸などの症状が現れる可能性があるとされています。

ドリンク剤	10～100mg／1本
緑茶	20～200mg／1杯
紅茶	50～70mg／1杯
コーヒー	30～40mg／1杯
コーラ	35mg／1本

カフェインマン

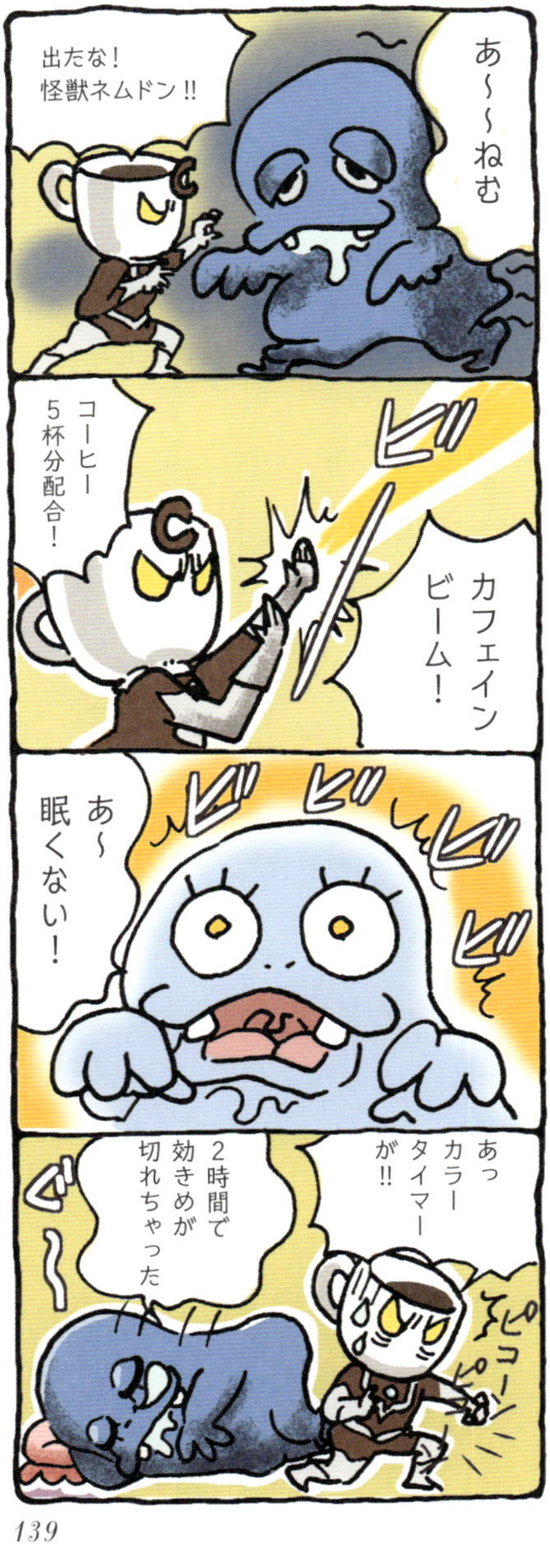

あ～～ねむ
出たな！
怪獣ネムドン!!
ビ
カフェイン
ビーム！
コーヒー
5杯分配合！
ビビビビビ
あ～
眠くない！
あっ
カラー
タイマー
が!!
2時間で
効きめが
切れちゃった
ピコーピコー
ぐ～～

息切れ・動悸薬

運動不足やストレスが原因のことも

日頃から運動不足の人は、階段を昇ったり、スポーツで体を動かしたとき、動悸や息切れを感じてもおかしくはありません。動悸や息切れを心配するよりも、運動不足を自覚して、なるべく体を動かすように努めましょう。

しかし、激しい運動をしたわけでもないのに、急に動悸や息切れがしたり、血圧が上がったり、胸に圧迫感を感じたりすることがあります。これは、ストレスで交感神経が緊張して脈拍が早くなった場合です。筋肉がかたくなり、その中を通っている血管はぎゅっと細くなるなどして自覚症状につながります。検査で異常が見つからない場合は、ストレスによる交感神経の緊張が原因だと考えられます。

更年期と呼ばれる時期はストレス要因が多くなるため、こうした症状が出る機会が増えるともいえるでしょう。とくに女性は更年期になると女性ホルモンのエストロゲンの分泌が急激に減るため、自律神経が正しく働かなくなるのです。

強いストレスを感じたときなどには、気持ちをしずめて腹式呼吸をゆっくりと行います。口から息をゆっくりと吐きながらおなかをへこませ、鼻から息をゆっくり

救心【救心】自然の生薬を配合
大草六神丸金粒【日邦】古代中国から伝承されてきた生薬の強心剤
臓器薬 六神丸【大佛堂】貴重天然生薬9種を配合した臓器薬
虔脩ホリ六神丸【救心】センソなど6種の動植物生薬が効く
新大宝心【全薬工業】ジャコウ、ゴオウ、センソなどの生薬が効果を発揮

と吸いながらおなかをふくらませます。

市販薬もありますが、その多くは生薬を配合したもので、循環器の働きを助ける効果があります。

どんな薬がよいの？

生薬の**センソ**、**ジャコウ**、**ゴオウ**などには強心作用があります。ただし、妊娠している場合はこれらの生薬を服用してはいけません。

また、センソには吐き気やむかつき、舌のしびれといった副作用が生じる場合があります。その場合は、すぐに服用を止めましょう。

副作用

センソでむかつきや吐き気が生じる場合があります。また、ニンジンが配合されている場合には、じんましんや発疹に注意しましょう。カンゾウが配合されている場合の副作用はp47参照。

動悸、息切れ

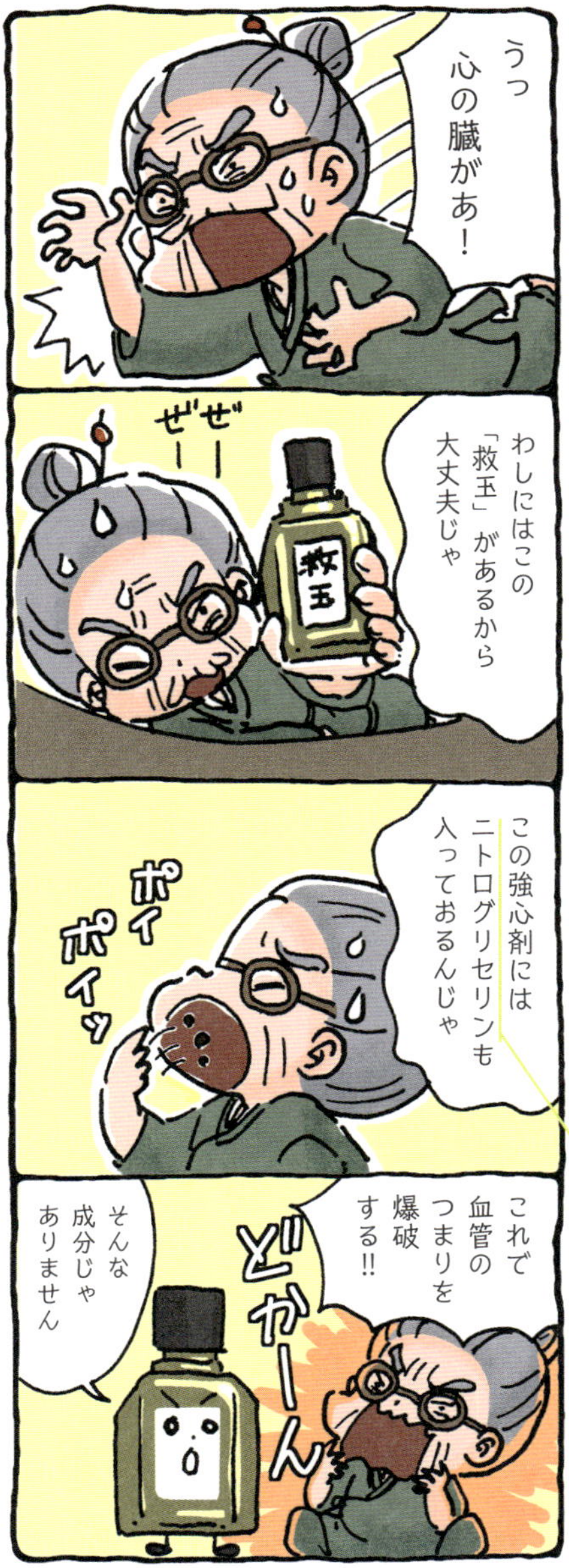
うっ
心の臓があ！
ぜーぜー
わしにはこの「救玉」があるから大丈夫じゃ
救玉
この強心剤にはニトログリセリンも入っておるんじゃ
ポイポイッ
これで血管のつまりを爆破する!!
どかーん
そんな成分じゃありません

ダイナマイトの成分。現在は、医薬品にしか使われていません。

禁煙補助薬

禁煙は、意志の強さだけでは成功しません

喫煙者が禁煙を決意するのは日常的なことですが、本当の成功に導くには、本人の意志だけではうまくいきません。いったんはやめたタバコを、半年～1年でまた再開する話は、どこにでもあります。

現在は、禁煙補助薬を使うとともに、自分がやめられない原因をよく理解することがポイントになっています。

喫煙年数が長いと、脳の神経伝達系が変化し、ニコチンなしではイライラや集中力の低下といった離脱症状（禁断症状）が現れるようになります。血液中のニコチン濃度が下がり、胃腸の不調やめまいを覚えることもあります。このような症状をニコチン依存状態と呼びます。

体内のニコチンが欠乏することで起こる離脱症状を、ニコチンの補充によって軽減させ、喫煙の量を減らしていきます。この方法は医療機関でも行われており、ニコチン置換療法とも呼ばれています。

副作用

吐き気や唾液の増加、腹痛、下痢、頭痛、発汗、めまい、聴覚障害、脱力感など、全身に症状が現れたら、急性ニコチン中毒が考えられます。症状が治まらない場合は使用を中止し、医療機関を受診しましょう。

ガム

ニコレット【ジョンソン】

ニコチネル　ミント【ノバルティス】

貼付剤

ニコレットパッチ1【ジョンソン】

ニコチネル　パッチ10【ノバルティス】

シガノンCQ1【大正】

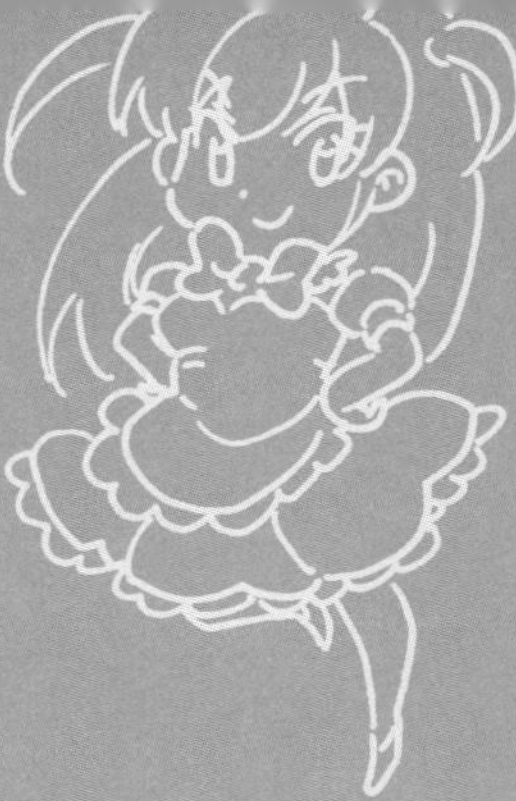

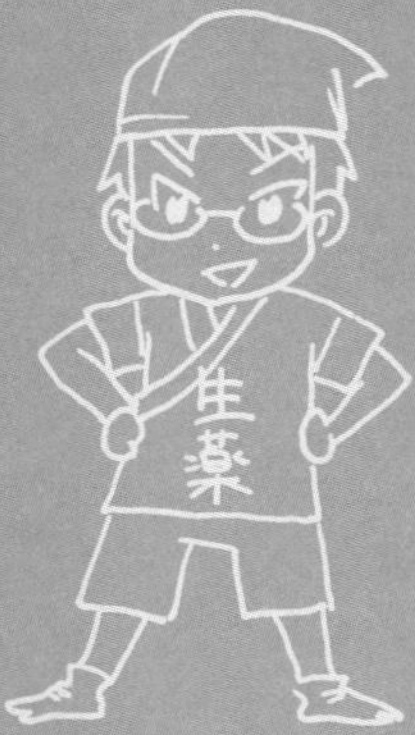

14 章 子どもの薬

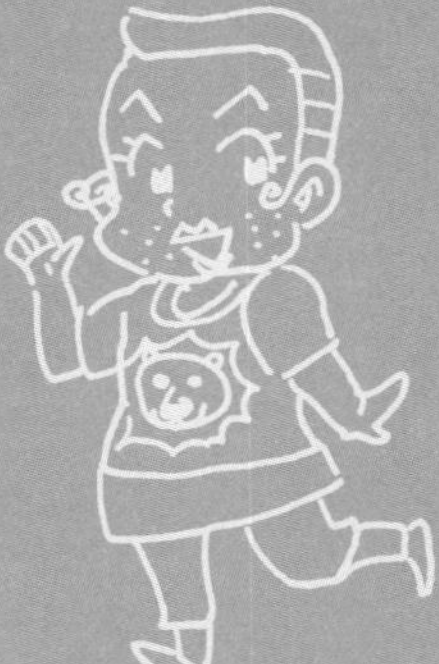

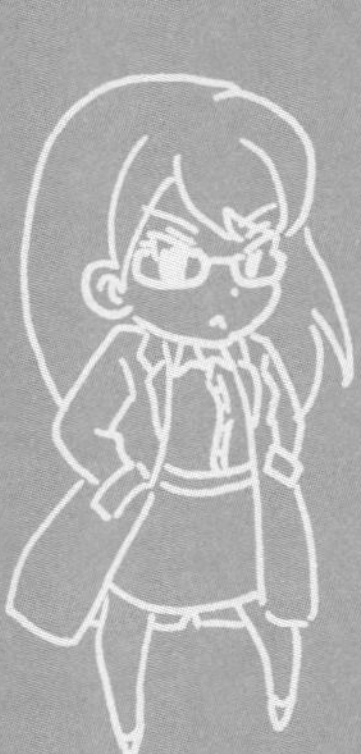

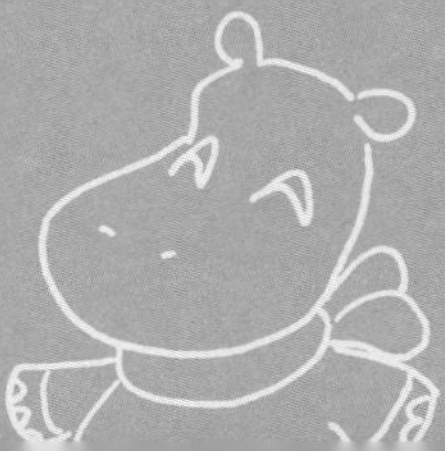

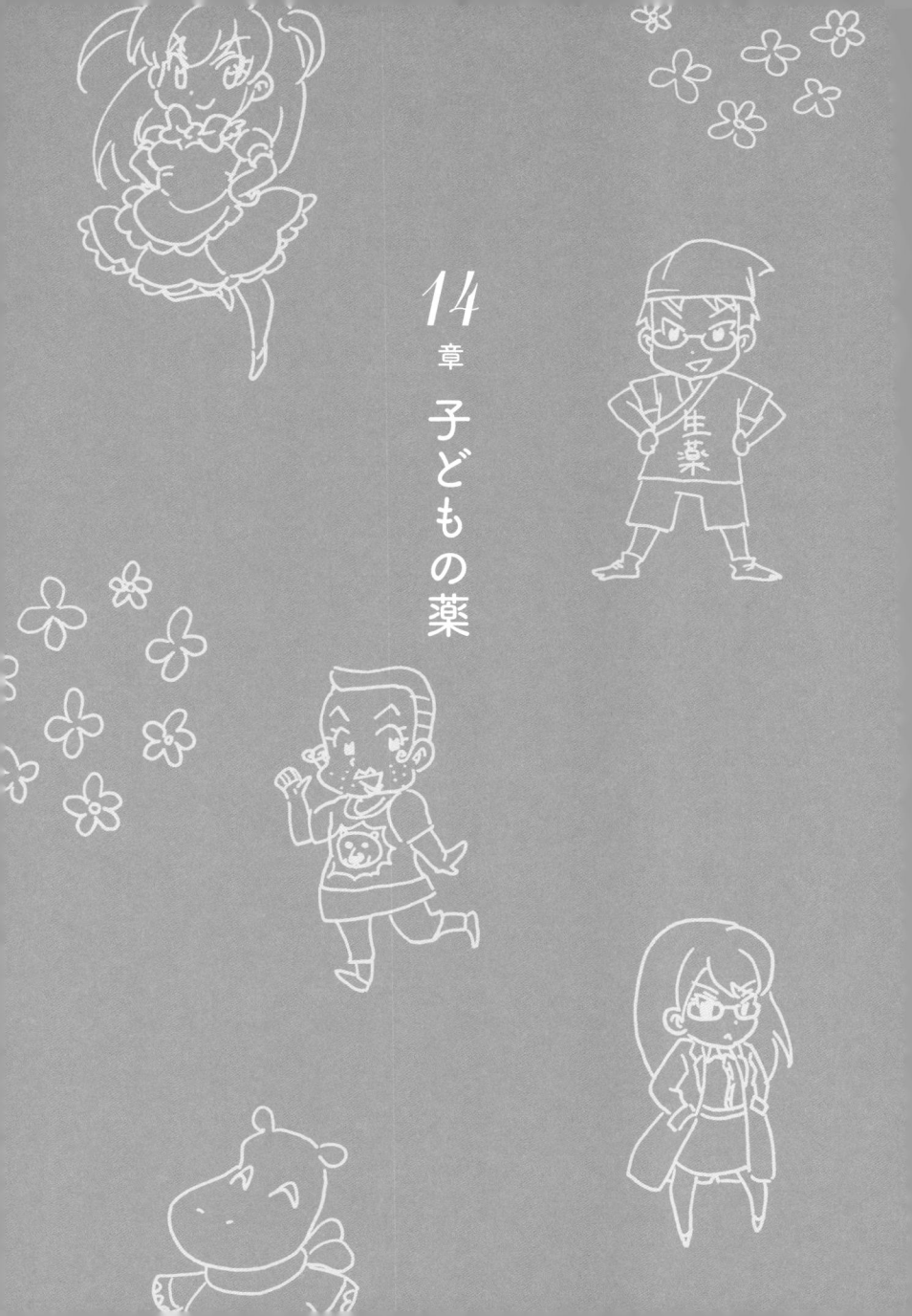

かぜ薬

子どものかぜ、症状を判断して

大人と同じように複数のウイルス性の感染症をかぜといい、熱や鼻水、咳などの症状があります。体力のない乳幼児の場合には、高熱による「ひきつけ」を起こしたり、こじらせて「肺炎」になることもあります。

ウイルス性のかぜの場合、子どもが機嫌もよく、食欲もあり、顔色もよいなら、基本的には心配いりません。しかし、皮膚に発疹がでたり、激しい下痢、嘔吐、高熱などの症状がある場合は、小児科医師の診察が必要です。

かぜを治す特効薬はありませんから、安静にして、十分な栄養をとり、たっぷり睡眠をとることが大切です。普通のかぜなら3〜7日で治ります。

もっとも大切なのは、子どもの様子をよく観察し、かぜを悪化させることなく対処することです。子どもの免疫力は大人よりも弱いため、ちょっとしたことでかぜをひきます。過敏に対処してしまうと、子どもの持つ免疫力、自然治癒力を奪ってしまうことになるので、安易に薬を服用することは避けたいものです。

副作用

解熱鎮痛成分が入っている場合は眠気や喘息の症状が出ることがあります。

葛根湯KIDS【クラシエ】黒糖風味で飲みやすい
ムヒのこどもかぜ顆粒a【池田模範堂】鎮咳作用と去痰作用を合わせ持つ優れた成分「チペピジンヒベンズ酸塩」を配合、イチゴ味
バファリンジュニアかぜ薬【ライオン】
パブロンキッズかぜシロップ【大正】
眠りをさまたげるカフェイン、dl-メチルエフェドリン塩酸塩等を配合していない

咳止め

のどの粘膜が炎症を起こし、咳が出ます

気管内に入った異物（ウイルス）を、体の外に排出しようとする体の反応が、咳や痰です。咳がひどくなると、夜の眠りも浅く、体力を消耗することになります。心臓や肺の機能にも大きな影響をあたえるので、早めに抑える必要があります。

咳を鎮める鎮咳薬には、中枢性と末梢性があります。中枢性とは、咳中枢の働きを鎮めるもの。末梢性とは、気管支を拡張する作用がある**テオフィリン**などの成分を含むものですが、これらの気管支拡張薬は医療機関で処方されます。

副作用

気管支拡張成分のテオフィリンは痙攣を起こすことがあります。また、年齢に合った薬を選ぶことが大切です。

赤ちゃんが薬を吐いてしまったら

赤ちゃんに薬を飲ませるときに、咳き込んで吐いてしまうことがあります。その場合は、吐いてしまった量と薬が吸収されたと考えられる量を見計らって、吐いたと思われる量を与えます。

赤ちゃんにシロップ薬を与える場合は、プラスチックのスポイトで、口の奥に入れてあげるとよいでしょう。

アルペンS こどもせきどめシロップ【ライオン】咳を鎮める南天実エキス配合
こどもパブロンせき止め液【大正】咳の原因となる痰を出しやすくするブロムヘキシン塩酸塩配合
アネトンせき止めZ液【武田】子どもから大人まで飲める咳止め液

鼻炎の薬

鼻のアレルギーは子どもにも多くなっています

鼻アレルギーとは鼻粘膜の炎症で、アレルギー性鼻炎（通年性）、花粉症（スギやブタクサ由来などさまざま）がほとんどを占めます。

花粉症の低年齢化がすすみ、たいへん問題になっています。大人と同じように、食生活の欧米化や生活環境などにあるアレルギー物質への感受性が高まっていることが原因と考えられています。

子ども用の薬も抗ヒスタミン薬が主流です。内服薬と点鼻薬がありますが、7歳以下には使用を禁止する薬剤もあり、使用可能な薬剤であっても全身に作用するので、連用は避けましょう。抗ヒスタミン薬は、鼻アレルギー薬のほかに、咳止め、乗り物酔いの薬にも使われている成分です。同時期に服用する場合は、副作用などを薬剤師にしっかり確認してからにしましょう。

鼻水が止まらない症状は、かぜのあとになりやすい副鼻腔炎も考えられます。鼻炎薬を使用して症状が改善しない場合は、耳鼻科を受診しましょう。副鼻腔炎は、慢性化すると蓄膿症になるので、早めの対処が大切です。

副作用

抗ヒスタミン成分は眠気をともなう場合があります。

ストナリニ・サット小児用【佐藤】イチゴ味のチュアブル錠
新コンタック600プラス小児用【グラクソ】1日2回の服用で効きめが持続し、学校での給食後の飲み忘れの心配なし

目薬

子どもに多い、角膜の損傷

子どもは、無意識に汚れた手で目をこすってしまいます。雑菌に感染したり、角膜を傷つけたりして、充血してしまうことは珍しくありません。夏の強い日差しや、プール遊びなどのあとに目が充血し、痛みを気にすることも。太陽の紫外線や、プールの消毒用塩素剤で炎症が起き、かゆみをともなう場合もあります。

子ども用の目薬は、目にしみないように配慮されています。プールの塩素剤を緩和する成分や、目のかゆみを抑える抗ヒスタミン薬などが配合されています。

子どもは、目薬を上手にさせないものです。目を閉じてしまったりするので、何度も点眼するお母さんもいます。目薬1滴は、約50μl。目の薬液容量は30μlなので、1滴入れば、十分な量なのです。

点眼の注意点

1）点眼をする人は、よく手を洗ってから。
2）上まぶたではなく、下まぶたを軽く下げる。
3）目の中に1滴落とす。
4）点眼後にまばたきすると薬液が流れ出るので、2～3分まぶたを閉じておく。
5）目頭を押さえておくと、薬液がとどまりやすくなる。

こどもアイスーパー【池田模範堂】
目のかゆみ、充血に、すぐれた効きめで目にやさしい
こどもサンテ【参天】目の疲れ、眼病予防に、やさしいさし心地
こどもアイリス【大正】目のつかれ、目のかゆみに
ロート アルガード こどもクリア【ロート】
花粉、ハウスダストなどによる目のかゆみ・充血に
スマイル アルフレッシュキッズ【ライオン】
目のかゆみ・充血に、2つの生薬由来成分と抗ヒスタミン成分を配合

胃腸炎の薬

下痢だけでなく、ほかの症状にも注意

下痢は乳幼児に起こりやすい症状です。一般的には、急性的な下痢症で、腹痛、発熱、嘔吐、血便などをともないます。

夏なら水分のとりすぎ、冬なら体を冷やしたことなども原因と考えられますが、ほとんどの場合はウイルス性の胃腸炎であることが多いようです。

乳児は脱水症状を起こしやすいので、何度も下痢を繰り返し、顔色も悪く、ミルクや食事を受けつけない場合は、すぐに小児科を受診しましょう。

ウイルス性の胃腸炎では、下痢だけでなく、発熱、嘔吐などで、脱水症状が問題になってきます。湯ざましなどを、少量ずつこまめに飲ませることを心がけましょう。

ウイルス感染症のほかに、〝食中毒〟と呼ばれる細菌性の下痢があります。サルモネラ菌などに汚染された食べ物が原因で起こるもので、カンピロバクター、ブドウ球菌、病原性大腸菌、腸炎ビブリオ菌なども原因となります。ほとんどの場合、血便や粘液便などが判断基準となりますが、感染した菌の種類によって対処法が異

便秘薬

タケダ漢方便秘薬【武田】

スイマグ・エース【三保製薬】

大草丸【日邦】ダイオウ、アロエ、センナでおなかが痛くなりにくい便秘薬

複方毒掃丸【山崎帝國堂】6種類の生薬を配合した、おだやかな便秘治療薬

ケンエー浣腸【建栄】天然由来のグリセリンを配合した浣腸剤

なるため、早めに小児科や専門医を受診しましょう。

下痢は過敏性腸症候群や潰瘍性大腸炎などによっても起こります。一般薬では対応できない場合も多いので、疑わしいときには小児科や専門医を受診しましょう。

子どもの「おなかいたい」のほとんどが急性胃腸炎

乳幼児は、手や物を口に入れることも多く、生活のなかで病原菌に感染して、おなかをこわすことがよくあります。おなかの痛みも、発熱やせき、くしゃみなどがあれば、ウイルス性の「おなかのかぜ」と考えることができます。しかし、原因がウイルス性か細菌性かは専門医でも難しい判断です。

ウイルス性の胃腸炎の場合は、抗生物質は効果的ではありません。下痢が続いた場合は、脱水症をもっとも注意すべきです。水分を十分に補給して、早めに小児科を受診しましょう。市販の下痢止め（止瀉薬）は、ほとんどが腸の働きを整える整腸剤です。おもな成分は酪酸菌、ビフィズス菌などです。生薬を配合した製品のなかには、ゲンノショウコなど、胃の粘膜を引き締めたり、炎症を鎮めたりするものがあり、子どもでも服用できる薬もあります。日頃から、子どものうんちの回数や、症状、色などを観察し、その変化を知っておくようにしましょう。

整腸薬

新ビオフェルミンS【武田】
ヒト由来の乳酸菌が小腸から 大腸まで広く届いて定着

ラッパ整腸薬BF【大幸】３歳から服用できる指定医薬部外品

太田胃散整腸薬【太田胃散】乳酸菌と生薬配合の整腸薬

酔い止め

遠足や学校行事がつらい記憶にならないように

乗り物酔いの原理は、大人と同じです。目からの視覚情報と平衡感覚を調整している筋肉運動のズレで起こるとされています。

大人と違うところは、三半規管が未熟であったり、自律神経が安定しないために、すぐに気持ち悪くなったり、吐き気を感じやすいことです。

市販のものは予防薬なので、乗車（乗船）の30分〜1時間前には服用させましょう。薬効の持続は、4時間ほどですから、長距離の場合は4時間以上の間隔をあけて服用してください。子ども用の酔い止め薬は、見た目も味も飴のようなので、子どもでも抵抗なく服用できます。即効性があり、酔ってからでも飲むことができるドリンクタイプもあります。

商品によっては、年齢の制限があるので注意しましょう。

副作用

抗ヒスタミン成分は眠気をともなう場合があります。

薬だけでなく、体調管理もポイント

1）前日には、十分な睡眠をとる。
2）首のまわりをゆったりさせ、締めつけた服を着せない。
3）自動車、バスは、前の席。飛行機なら主翼の上、船は前方や中央キャビンなど、振動が少ない場所がよい。
4）目をキョロキョロさせない。
5）窓から新鮮な空気を取りこみ、顔に当てる。
6）食べすぎない。脂っこい、味の濃いものなどは避ける。
7）本やマンガなどは読まない。

トラベルミン・ジュニア【エーザイ】
こどもクールスカイ【久光】液剤なので有効成分が早く吸収される
こどもセンパアS液【大正】酔ってからでも効く
パンシロントラベルSP【ロート】水のいらないチュアブル錠

セルフメディケーションのすすめ

セルフメディケーションとは、「自分自身で健康の保持増進や疾病の予防に努める」ことです。

具体的には、健康維持、疾病予防のために、食事、運動などで「自分で自分の体の健康管理」をし、生活習慣病（高血圧症、脂質異常症、糖尿病など）を予防したりすることです。

これまでの日本では、健康問題や病気は医師あるいは医療機関にゆだね、それが健康保険制度によって保障されるという「依存型の医療」が主流でした。しかし、健康への強い関心を持つ人が増えるとともに、薬局や薬剤師による適切なアドバイスのもとで、一般用医薬品を利用するセルフメディケーションが広がりつつあります。

また、医療用医薬品が一般用医薬品として販売されるケースも増え、より効果のある医薬品が購入できるようになってきました。

「自分の健康を自ら守る」ということは、暮らしのなかでの大きな課題です。薬との関わりを知ることも、疾病の予防や健康維持への意識の礎となるのではないでしょうか。

過敏症【かびんしょう】

ふだんは反応しない花粉やほこり、薬品などの特定の因子に、敏感に反応する体質のこと。

拮抗薬【きっこうやく】

ある物質の作用を阻害し、その作用を弱める薬のこと。ブロッカーとも呼ばれ、胃腸薬のH_2ブロッカーはこの作用を利用した薬。

抗酸化【こうさんか】

体に取り込んだ酸素はエネルギーを作るために使われます。しかし、使われなかった分が酸化して活性酸素となり、生活習慣病の原因となるほか、しみやしわといった老化など、体内でいろいろな現象を引き起こしています。活性酸素の働きを阻止し、生活習慣病や老化を抑える働きが抗酸化です。ビタミン類やポリフェノール類などには、抗酸化作用があることが知られています。

弛緩【しかん】

ゆるんだり、たるんだりすること。その反対語は「緊張」。弛緩性便秘は筋力が低下してゆるみ、腸のぜん動運動が弱ることによって起こる便秘です。

自然治癒力【しぜんちゆりょく】

私たちが生まれながらにそなえている、けがや病気を治す力や機能のこと。免疫系、自律神経系、ホルモン（内分泌）系のバランスを調えることで、自然治癒力が高まるといわれています。

市販薬（OTC医薬品）【しはんやく（オーティーシーいやくひん）】

薬局で買うことができる、一般用医薬品。OTC（Over The Counter＝カウンター越しに買える）薬とも呼ばれます。一般的には多くの成分を含み、有効成分の量は少なめで、効きめは弱いという特徴があります。

常在菌【じょうざいきん】

体に住む細菌（微生物）のうち、ほとんどの人に共通して存在し、病原性を持たない状態のもの。

生薬【しょうやく】

漢方薬や民間薬の原料となるもののこと。植物だけでなく、動物や鉱物も含まれます。それらを乾かしたり、刻んだり、蒸したり、いろいろな方法で加工して用います。同じ生薬でも採った時期や使う部位によって薬効の度合いや効能に違いがあります。

処方薬【しょほうやく】

医師の診断のもとに作成された処方箋に従って、薬剤師が調剤する薬のこと。一つの薬には単体の成分が含まれていて、症状ごとに薬を組み合わせて処方される場合が多くあります。市販薬に比べると効きめは強いとされています。

代謝【たいしゃ】

外部から体内へ取り込んだ栄養を、化学変化させることで吸収し、生きるためのエネルギーに変換して消費すること。また、生きるために必要な最小のエネルギーを基礎代謝と呼びます。

中枢神経系【ちゅうすうしんけいけい】

神経系の中で全神経の支配的役割を果たしている部分のこと。人間の中枢神経は脳と脊髄。刺激を受けると、それに応えて指令を出します。

鎮静【ちんせい】

イライラしたり興奮したりする神経系の過活動を鎮め、抑えること。好みの花の香りをかいで、気持ちがリラックスするのも鎮静作用のひとつです。反対に、気持ちをたかぶらせることを興奮と呼びます。

伝統薬【でんとうやく】

古くからその土地土地で親しまれ、使われてきた薬。そのほとんどが生薬を原料にして地元の製薬会社で作られています。百草丸や六神丸などは今でも人気の伝統薬です。

登録販売者【とうろくはんばいしゃ】

ドラッグストアや薬局などで一般用医薬品の販売ができる医薬品販売専門資格者のこと。登録販売者が販売できるのは第2類・第3類の医薬品のみ。（第1類医薬品の販売と調剤ができるのは薬剤師だけです）。

副腎【ふくじん】

腎臓の上にある臓器。表側の副腎皮質からはアルドステロンやコルチゾールなどのステロイドホルモンが、内部の副腎髄質からはカテコールアミンと呼ばれるホルモンが分泌されています。

分泌【ぶんぴつ】

細胞から生産物を出すこと。汗などのように体外に分泌する場合と、ホルモンのように体内に分泌する場合があります。

免疫力【めんえきりょく】

体内に侵入してきた細菌やウイルスなどの異物を排除しようと働く力のこと。体内には多くの免疫細胞があり常に体を守る働きをしています。免疫力アップには、体温を上げて血液循環をよくすることが有効だと考えられています。

薬剤師【やくざいし】

製薬会社の薬が私たちの手に届くまでの過程で、専門的に関わるのが薬剤師の仕事。大学の薬学部を卒業し、薬剤師国家試験に合格して認められる国家資格です。医薬品全般に幅広い知識を持ち、調剤や服薬の説明をすることができます。

薬品成分名 索引

薬名（製薬名）索引

参考文献

『今日の OTC 薬　解説と便覧』（南江堂）
『よくわかる最新「薬」の基本としくみ』（秀和システム）
『よくわかる薬理学の基本としくみ」（秀和システム）
『薬局で買うべき薬、買ってはいけない薬』（ディスカヴァー・トゥエンティワン）
『漢方 210 処方生薬解説』（じほう）
『くすりの小箱ー薬と医療の文化史ー』（南山堂）
『くすりの歴史』（講談社）
『くすりの歴史』（日本評論社）
『薬の文化誌』（丸善ライブラリー）
『薬局で買う薬がわかる事典』（成美堂出版）

監修 池上文雄（いけがみ ふみお）
薬学博士、薬剤師。千葉大学名誉教授・グランドフェロー・特任研究員、
昭和大学薬学部客員教授。専門は薬用植物学や漢方医薬学。
薬学と農学の融合を目指し、「地球は大きな薬箱」をモットーに研究活動を行っている。

Staff
イラスト／明野みる
デザイン／レジア
編集・執筆／真木文絵、石倉ヒロユキ
協力／岩﨑由美
校正／大道寺ちはる

本書の内容に関するお問い合わせは、**書名、発行年月日、該当ページを明記**の上、書面、FAX、お問い合わせフォームにて、当社編集部宛にお送りください。**電話によるお問い合わせはお受けしておりません**。また、本書の範囲を超えるご質問等にもお答えできませんので、あらかじめご了承ください。
FAX：03−3831−0902
お問い合わせフォーム：http://www.shin-sei.co.jp/np/contact-form3.html

世界一やさしい！ おくすり図鑑
2017年8月5日 初版発行

監修者 池上文雄
発行者 富永靖弘
印刷所 公和印刷株式会社

発行所 東京都台東区台東２丁目24 株式会社 新星出版社
〒110-0016 ☎03(3831)0743

ISBN978-4-405-09347-8